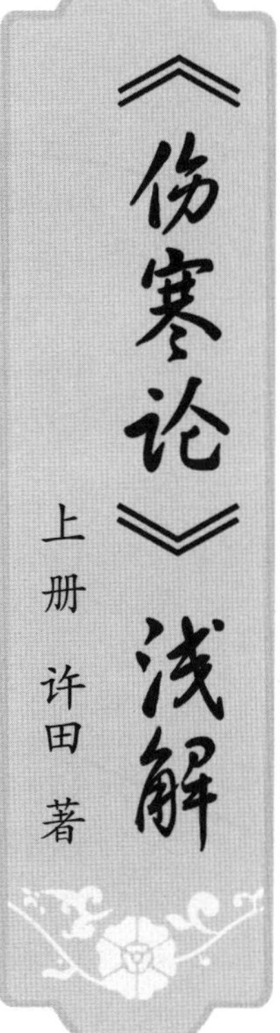

解构《伤寒论》条文深层次的病因病机
揭开百余经典名方组方配伍的神秘面纱

海南出版社
·海口·

图书在版编目（CIP）数据

《伤寒论》浅解 ：上、下册 / 许田著. -- 海口 ：海南出版社，2024. 12. -- ISBN 978-7-5730-2313-1

Ⅰ. R222.29

中国国家版本馆CIP数据核字第2024QM7617号

《伤寒论》浅解（上、下册）

《SHANGHANLUN》QIANJIE（SHANG、XIACE）

许田　著

策划编辑：凌亚南
责任编辑：杨　帆　符　杰　许　颖　翟霖安
封面设计：邱元彬
出版发行：海南出版社
地　　址：海南省海口市金盘开发区建设三横路2号
电　　话：(0898)66822109
印刷装订：北京启航东方印刷有限公司
开　　本：889 mm × 1 194 mm　1/32
印　　张：16.625
字　　数：313千字
版　　次：2024年12月第1版
印　　次：2024年12月第1次印刷
书　　号：ISBN 978-7-5730-2313-1
定　　价：98.00元(全两册)

序 言

我从事西医学习与临床实践二十余载，每有困惑常能从中医理论和实践中获得妙解，故而愈发喜爱中医。但限于时间和专业之故，每每研习中医而不得法，总是进步徐缓。许田老师为北京按摩医院副主任医师，深耕中医儿科康复研究与治疗多年，具有扎实的基础理论水平和丰富的临床经验。此次有机会率先拜读许田老师著述的《〈伤寒论〉浅解》，真乃人生之幸事，诸多困惑，皆能从许田老师的论述中获得启发。

《伤寒论》是中医经典著作，是中医临床学科的奠基之作。曾有调查说，全世界的医学著作中，只有一本书，其中每一个字都有一万字的注释著作发表，这本书就是《伤寒论》。这在全世界的医书中是绝无仅有的。而世界上有另一本书，书中的每一个字都有一亿字的注释著作发表，这本书就是《易经》。中医讲医易同源。《伤寒论》的条文中，无处不传承了《易经》的智慧，可以说，《伤寒论》和《易经》均是中国传统文化的瑰宝。

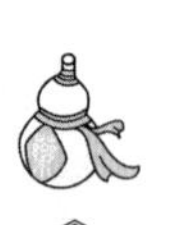

据报道，世界上有名称的疾病一共有七十多万种，而《伤寒论》将海量的疾病统归于阴阳两个范畴，大道至简，用药法度严谨，药力专精，效果突出。只要运用得当，常有覆杯而愈的良效。

本书解析了《伤寒论》三百九十八法，共含一百一十三方，许田老师注释数十万字，详述了阴阳、上下等理论，措辞用语力求通俗易懂，并总结了将《伤寒论》用于临床的实践经验，实操性强，非常值得研读，特别适合有一定基础的中医师和中医爱好者。

徐教生

国家儿童医学中心

北京首都医科大学

北京儿童医院医生

2024年12月

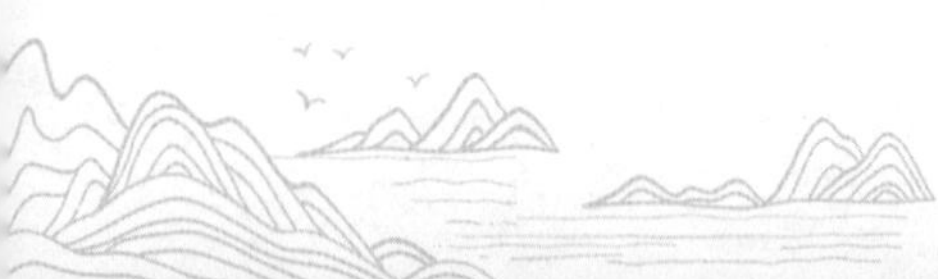

前　言

《伤寒论》是中医四大经典著作之一，是中医临床的奠基之作，可称得上是中医乃至中国文化的瑰宝。

古往今来，为《伤寒论》作注释的医家不胜枚举，相关著作更是汗牛充栋，为祖国医学的传承发扬作出了贡献。笔者在多年的临床实践中，运用《伤寒论》中的方剂常能取得佳效，这更加坚定了笔者学习《伤寒论》的信心。

本书中对于《伤寒论》的条文解释，虽多出自笔者的深入思考和临床体会，但仅为一家之言，还请读者不吝赐教。对于《伤寒论》的整体学术思想，笔者归结为“阴阳自和必自愈”七个字。笔者将疾病病机理解为阴阳不和，也就是阳浮而阴弱，将《伤寒论》方药解构为阳药、阴药加上充当化学反应催化剂的调和之药，从而对《伤寒论》条文和所载方剂进行了细致的梳理和注解。在众多注释书中，可备一说。

本书成于多年研究和临床实践，但限于笔者个人水平，难免有不足之处，还请同道多多批评指正。

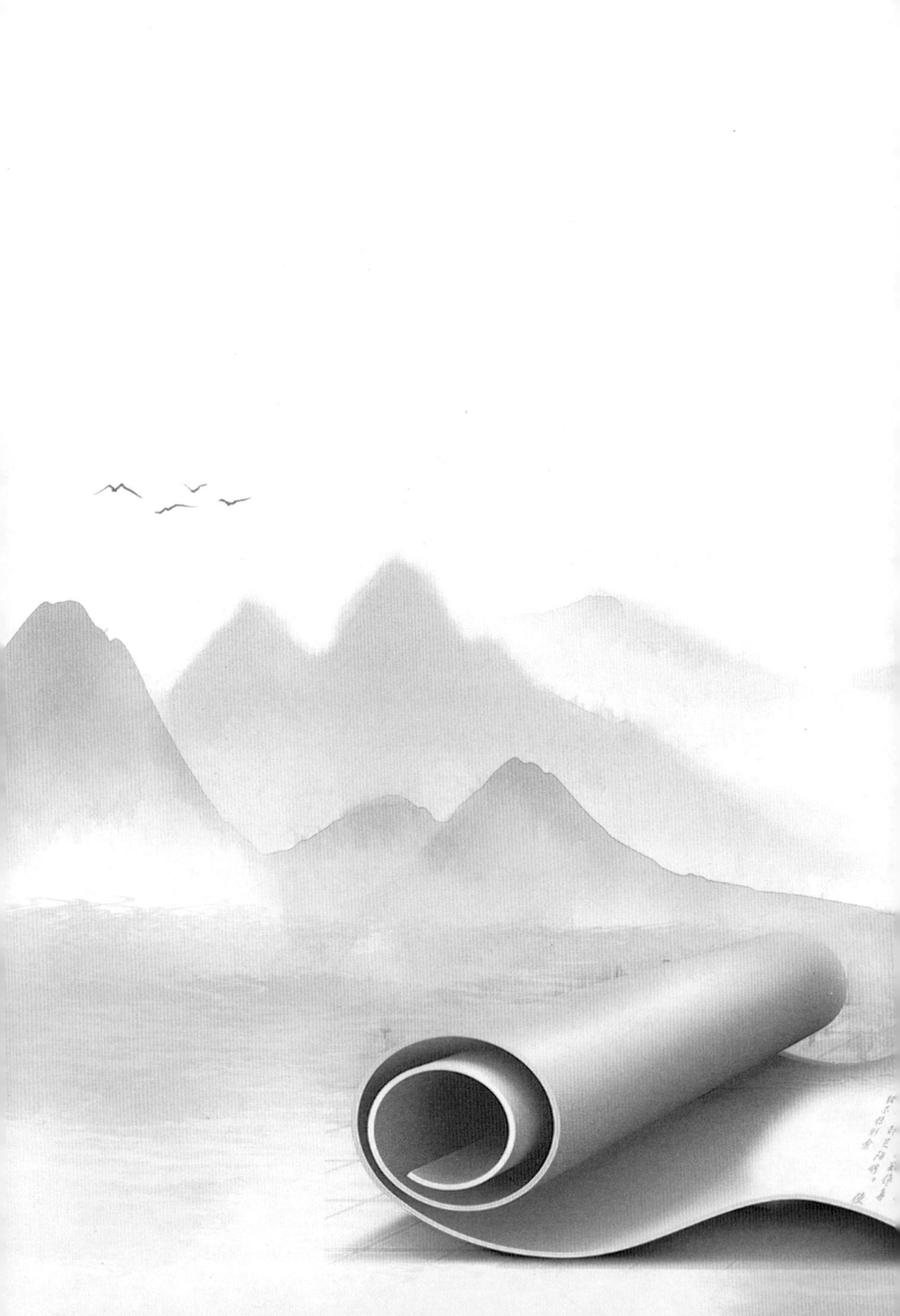

目录

辨太阳病脉证并治（上）

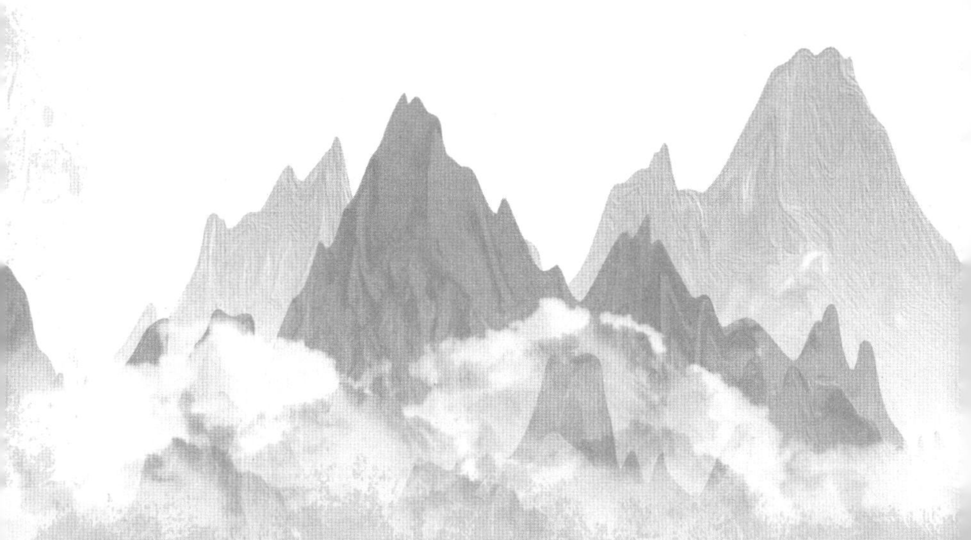

太阳之为病，脉浮，头项强痛而恶寒。(1)

太阳病，发热，汗出，恶风，脉缓者，名为中风。(2)

太阳病，或已发热，或未发热，必恶寒、体痛，呕逆，脉阴阳俱紧者，名为伤寒。(3)

这三条，说明了外感风寒表证的症状。

第一条是为了说明什么是太阳病。根据足太阳膀胱经的循行路线及脉象看，太阳病应该在表、在外、在上部。也就是说，太阳病会使人体的气血向上、向外走行，表现为脉浮、头项强痛。恶寒，表现为全身体表怕冷，所以是向外走行。同时，太阳病的脉浮、头项强痛、恶寒三种症状，都隐含被迫之意。正常人的脉象应该和缓有力，力量含蓄。但现在脉的力量被迫表现出来了，出现力量浮现于表面，即脉浮。头项强痛，说明头项感觉不柔和；恶寒，表示病人不耐受寒冷，并非病人主动表现出这些症状，而是身体被太阳病所迫的外在表现。

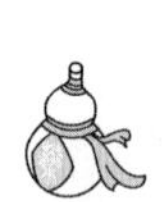

诊病按照定位去找，以保精准。脉浮，定位在脉搏；头项强痛，定位在头和脖颈后面；恶寒，定位在全身体表。

从表面上看，三种症状中两种提示有余（表实），一种提示不足（表虚）。脉浮、头项强痛看似有余，恶寒怕冷看似不足，但进一步分析可发现，浮脉重按后脉搏力度会减弱，说明有本质不足的一面。头项强痛，对应内脏脾胃缺血，可能有发热前脚凉、容易呕吐的症状，所以也有本质不足的一面。恶寒过后不久就会发热，所以有正气尚足会奋起抗邪的有余的一面。所以“……而恶寒”的“而”字是转折之意，表示两种有余症状和一种不足症状之间的转折关系。从强痛和恶寒看，强指筋脉不舒展，恶寒表讨厌冷风，都含有人体厌恶、不喜欢的意思。人体被风寒邪气侵袭，被迫鼓动血液到体表，因而脉浮含有被迫之意。由此可知，脉浮也是人体不喜欢的、厌恶的。

仲景开篇第一条就提到了脉浮，可见他对脉诊的重视。脉诊，可以直接诊断病人的心功能。中医讲，心者，君主之官，为五脏六腑之大主。心脏接受全身的回心血量，同时射血供应全身。所以，五脏六腑中任何脏腑发生了病变，都能够影响到心脏。而心脏受到影响后，必然在速率、射血量和发力方式上表现出来。这些异常表现，中医可通过脉诊感知到，这样就可以测知全身病变状况了。心脏是人体的动力源，通过测知心脏功能，可以大致辨别人体的健康状况，也就是中医所说的吉凶。通俗地说，就是心脏功能不佳的病人和心脏功能尚可的病人，是需要区别对待的。《黄帝内经》提出，察色按脉，先别阴阳。意思就是优先区分病人的阴证阳证，以降低医疗风险。西医抢救病人，需维持病人的生命体征，就是体温、脉搏、呼吸、血压。只要这四种生命体征维持在正常范围，病人就不会死。可见，中西医有相通之处，并不是绝对对立的。曾经听说某医院，有一个8岁男孩去看胸闷咳嗽，医生给开了治疗咳嗽的方子，但孩子却在走出诊室时猝死。这样看来，当时的诊疗医生可能没有对孩子进行脉诊，因为猝死前几分钟的脉象，绝对不会是和缓有力的平常人的脉象。所以《伤寒论》开篇第一条提出太阳病后，紧跟着第一个症状就是脉浮，是有深刻医学内涵的。

脉浮，意味着人体气血趋于体表。因为体表感受风寒，必然会引发人体的调节反应和防御反应，使气血津液聚集于体表以抗邪。我常讲，人不是石头。石头，你拍它一下，它还是石头，一点反应、变化都没有。人感受了风寒以后，必定引起身体调节功能的变化，且变化很复杂。比如小儿推拿，医师点按住三阴交穴几秒钟，小儿机体就会产生很多变化，包括局部组织血管变形导致血流增加、一部分钙质因为小腿骨受到应力而沉积到骨质中、患儿大脑中相应神经核团产生舒适感等。

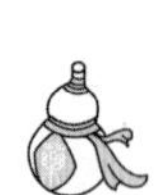

头项强痛，这是中医讲的对应关系。脉浮和人体头项，都属于上部、体表，太阳经循行区域也属于上部、外部。中医讲，前、上、外，这三个范畴都属于阳。所以，体表感受风寒，就会出现脉浮。法国医学家福柯说过，人体防御反射有几种：阻塞、隔离、摄入、排泄、投射、反转等。这里所说的投射，就是防御反射的一种，我们可以暂且把它理解为古代人类受到猛兽攻击时，为了自我保护，向猛兽投射出标枪或者将猛兽的注意力转移到更加弱小的动物身上，从而躲避猛兽攻击。从这个层面上理解，人体体表受了风寒，机体启动投射的防御机制，把病变症状投射到头项部，那么头项僵硬和疼痛就是再自然不过的事情了。投射的目的就是为了保护人体内脏不受邪气侵犯。

人体的防御反射还有很多种，不局限于福柯说的那几种，比如还有麻木、窒息、组织损伤和其他全身症状等。举个例子，人误服了毒物，就会出现麻木、窒息、组织损伤和全身症状，这都是人体为了祛除毒物侵害，表现出来的自我保护的防御反射。那么话说回来，人体感受风寒以后，出现恶寒的全身症状，也是机体为了祛除外来风寒所表现出来的一种防御反射。同理，第2条所说的发热、汗出、恶风，都是全身症状，也就是机体的防御反射表现，目的就是为了祛除体表风寒。

第2条中有脉缓一症，这说明太阳病患者心脏射血方式有

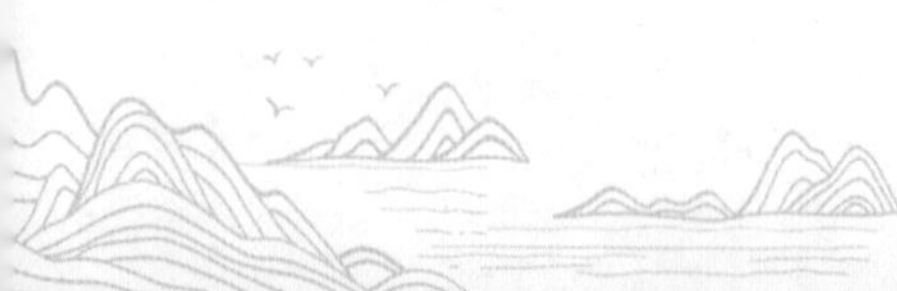

了变化。因为汗出，人体血容量减少，所以脉搏的力量减弱，没有血液很充盈的状态了，用手指按压，反抗力量比较和缓。第2条所叙述的症状，都是第1条所不具备的，也就是说，第2条是在第1条太阳病症状基础上进一步发展而来的症状。所以，第2条太阳中风的症状应该包括脉浮而缓，头项强痛，恶寒发热，恶风。同时，这4种症状也是与太阳伤寒的区别要点，而太阳中风与太阳伤寒的共同点就是第1条。

第2条的4种症状似乎有因果关系和递进关系。因为发热，所以血脉鼓动有力，则会汗出；因为有汗出，则皮肤腠理疏松，所以恶风；汗出后，水液流失，则血容量不足，所以脉缓。

太阳中风的这4种症状，有一种有余症状，即发热，3种不足症状，即汗出、恶风、脉缓，所以第2条的4种症状隐含着阳浮而阴弱的病机在里面。再者，太阳中风有2种症状是向外释放的。一种是发热，热量向外发散。一种是汗出，津液向外发散。恶风，是人体卫气防御功能虚弱的表现。脉缓，是人体血容量因为汗出而不足，导致脉搏不够充实的表现。如果只有单纯的有余症状，可知是体内物质能量过多导致的，但本条是有余和不足症状并见。所以证明，有余症状属于病理性人体机能亢奋，不足症状属于病理性人体机能衰弱。究其原因，就是人体感受了风寒外邪，导致阴阳失调，出现阳浮而阴

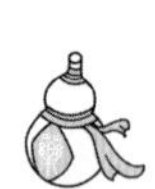

弱的表现。

症状，就是跟人正常生理状态不一样的地方。一般来说，如果人出现发热汗出的症状，会喜欢凉风，并表现出脉搏鼓动有力。而仲景善于对症状进行前后对比，以突出病机及鉴别要点。所以，为了与一般的病人发热汗出后喜欢凉风和表现为脉搏鼓动有力进行对比，仲景突出描写了恶风和脉缓两种与正常生理状态相反的症状，以揭露疾病本质。

第3条说的体痛，也是一种全身症状，属于机体防御反射机制的表现之一。呕逆，一般的解释是气血聚集于体表，胃肠缺血，所以有了胃肠症状。其实，也可以将呕逆理解为防御反射中的反转。本来食物是向下运行的，但是机体遇到风寒邪气侵害，胃肠运行方式出现反转，所以出现呕逆。

第3条中的“脉阴阳俱紧”，一般理解为太阳伤寒无汗，所以脉搏比较“紧张”。可以看出，无论是太阳伤寒所致的脉紧还是太阳中风所致的脉缓，都是脉搏在表现上出现了一种类似于亢奋亢盛的现象，其实这种现象是一种病理性亢奋，也就是虚性亢奋。比如动物在饥饿的时候，机体本来是缺乏能量比较虚弱的，但是这种饥饿反而可以使动物的神经系统变得更加灵敏、肌肉力量增强。这种反转的防御反射机制是为了动物能够尽快捕到食物，从而获得继续生存的条件。在各种疾病中，这种虚性亢奋的现象十分常见。比如肥胖，并不代表着身体强壮，反而预示着脾胃虚弱。高血压患者，并不是心脏射血能力强，而可能是冠状动脉硬化。糖尿病患者血糖高、尿糖高，并不是身体营养丰富，而可能是胰岛功能受损害。所以，风寒感冒所引起的脉浮、发热，并不是身体防御功能强大的表现。

第3条，可以与第2条对比来看。太阳中风表现为发热，与第3条对应的是或已发热，或未发热。也就是说太阳中风和太阳伤寒的发热表现是不同的，发热时间不同，太阳伤寒的发热可以延迟。第二个症状对比是恶风和恶寒。太阳伤寒必恶寒，太阳中风会恶风。可知，太阳中风的恶风是有风就恶寒，无风则不恶寒，由汗出引起。而太阳伤寒则必恶寒。也就是说，太阳伤寒是必定有寒邪入侵的，而太阳中风是由阴弱导致阳浮，可以认为，太阳中风是人体自身的气血分布不均匀所致，可无寒邪入侵。第三个症状，太阳中风的表现为汗出，是阴弱不足。太阳伤寒的表现为体痛呕逆，说明还是有物质上的有余。体痛是寒邪堵在体表，呕逆是寒邪堵住胃气无法下行，只能反转向上。第四个症状，太阳中风的表现为脉缓，是虚弱不足。太阳伤寒的表现为脉阴阳俱紧，说明太阳伤寒有寒邪入侵，表现为实证。

第3条所说的应该是阳证。或已发热或未发热，说的是已经表现出阳证，或者还未表现出阳证，这就在发热与否的症状上分出了阴阳。必恶寒，说明寒邪外袭，伤了阳气。体痛呕

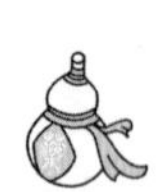

逆，体痛说明体表有症状，呕逆说明内里有症状，这是一对表里的阴阳。脉阴阳俱紧，说明太阳伤寒的病机就是阴阳俱病。也就是说，对于寒邪，机体不仅动用了体表来对抗，还动用了体内的资源来对抗。这与太阳中风的阳浮而阴弱不同，太阳中风的阳浮而阴弱，是阴的能量被阳夺走了，导致阴弱的同时阳浮，可以没有外邪入侵，主要是自身机体的阴阳失衡。所以桂枝汤可以用于没有感冒的自汗症。观太阳伤寒阴阳俱紧的病机，说明或已发热或未发热都已受邪，并不只有未发热者才有可能无病，所以才说必恶寒。因为阴阳俱紧，所以发热、恶寒是阴阳皆病。体表有体痛，内部有呕逆，也是阴阳皆病。由此可以推知，脉阴阳俱紧说的不仅是脉的寸和尺俱紧，而且是脉浮取沉取都紧。所谓脉紧，说的是脉搏绷急弹指，状如牵绳转索。一般是人体遭受外来侵害时，调动机体内部资源到体表抗击外来侵害的意思。而从体痛、呕逆可以说明，体表聚集了大量物质资源抗邪，而体内资源不足，则中间空，浮沉俱紧，说明是虚性亢奋，外强中干。

伤寒论提出阳浮而阴弱、阴阳俱紧的病机，说明我们看待疾病，必须以阴阳为原则，要用到表里的思维加工模式来看待病人的各种症状。

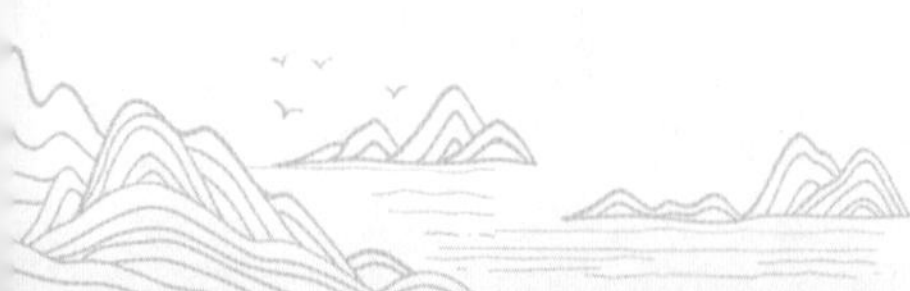

伤寒一日，太阳受之，脉若静者，为不传；颇欲吐，若躁烦，脉数急者，为传也。(4)

伤寒二三日，阳明、少阳证不见者，为不传也。(5)

伤寒一日，就是风寒感冒的初期，病刚开始的时候，那么肯定是太阳经受邪。这个时候摸脉，脉若静者，为不传，明显就是跟脉数急者，为传也对比起来说的，这是《伤寒论》的写作特点，通过对比来让读者加深认识。后面的脉数急者，说明机体的虚性亢奋已经产生了。因为虚，机体要自救，所以要亢奋起来，以祛邪。根本原因是内虚，所以外邪必定向身体内部传导。颇欲吐，还是胃肠运行反转的防御反射，意图祛邪外出。若躁烦，仍然是虚性亢奋，因为心脏已经虚性亢奋起来了，加上交感神经兴奋，在消耗人体能源的基础上，以祛邪外出。第4条中的脉若静者，应该理解为机体尚未对外感之邪做出大的防御反应，也可以理解为刚刚感邪机体正气尚能与外邪

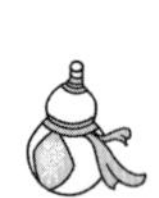

抗衡，暂时不需要心脏功能亢奋起来帮助祛邪。

第5条很好理解，风寒感冒以后，等了一两天，没有出现阳明和少阳症状，说明机体没有动用阳明和少阳范围的能量来驱邪，为不传也。

《伤寒论》条文中，一般用脉象来点破病机。比如，太阳中风脉象阳浮而阴弱，意思是太阳中风的病机为阳浮而阴弱。太阳伤寒脉象阴阳俱紧，意思是太阳伤寒的病机为阴阳俱紧，都是在点明病机。第4条论述脉静，也是在点明病机。太阳经遭受风寒外邪，在初始时期脉静，表明外来之邪并未造成大的机体阴阳失衡，所以机体并没有动用资源来抗邪。同时，想必外来之邪也没有造成人体生理机能障碍。此时，病人食欲尚好，饮水尚正常，大小便尚通畅，睡眠尚安。所以总体上机体阴阳尚平衡。

第4条在脉静后紧接着论述脉数急，表明机体已经启动了防御反射，动用了大量气血资源来抗邪。所以出现颇欲吐，这是体液气血趋向体表，造成胃肠缺血的现象。若躁烦，是心脏鼓动有力为了向体表供血准备发汗驱邪所引起。

要有传少阳、传阳明的表现，必定先有内传的物质基础。少阳有呕，那么颇欲吐，近似呕吐；若躁烦，表阳明内热初起。

《伤寒论》条文善用对比写法，比如常用反字。第4条条文

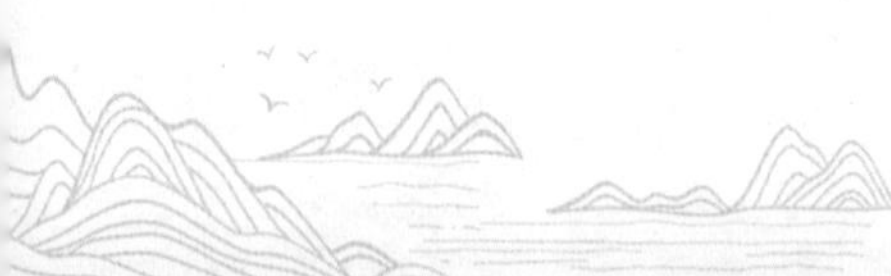

就涉及很多处的对比。第一，太阳受之为表，与后面的里证进行对比。第二，太阳受之，只说了脉若静，其实暗藏病人没有其他症状，与后文的颇欲吐、若躁烦进行对比。第三，脉若静与脉数急进行对比。第四，不传与为传进行对比。第五，本条首提一日，太阳受之，意思是疾病初期，太阳经受邪，与后面脉若静，若躁烦等进行对比。

第4条第一句提伤寒一日，结合后文颇欲吐、若躁烦等症，说明在得病初期一日之内，外邪也有可能直接入里。关键是掌握病人症状，不能拘泥于时间。所以后面条文中的虽得之一日，恶寒将自罢，即自汗出而恶热也，就是与本条相对应的。换句话说，就是疾病初起一日之内，虽然必定是太阳经遭受外邪，但是既有可能是表证也有可能是里证。

接下来第5条，仍然是和上条作对比。上条是伤寒一日，第5条是伤寒二三日，说明发病的病程不一样。但发病一日的，也可以传阳明、少阳，因为有颇欲吐、若躁烦、脉数急的表现，对比发病二三日的也可以有此等现象。说明诊病不能拘泥于发病病程。

第4条中提到的颇欲吐、若躁烦、脉数急这三个症状，可以理解为人体的自我保护反应。一般来说，人体遭受病邪侵袭之后，病邪会导致人体缺氧、缺血、缺营养，甚或意识丧

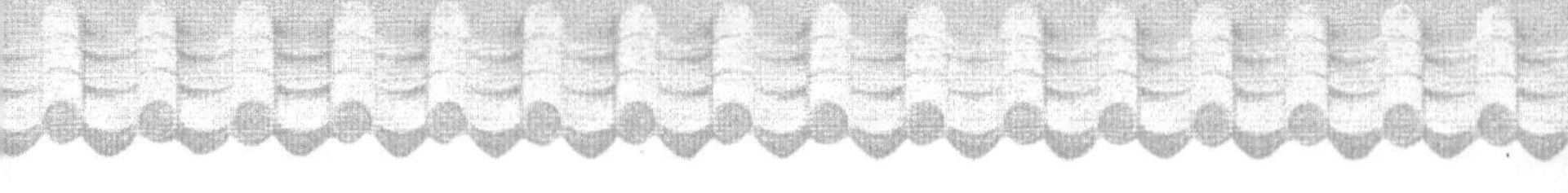
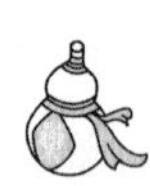

失。所以，人体会动用内部的物质基础，进行调节反应。对应缺营养，人体可以启动防御反射机制，可表现为异食癖，主要目的是多摄入物质。为对抗虚弱无力，人体可以启动防御反射机制，可表现为抽动、多动。为对抗病邪导致的窒息、意识丧失，人体可以启动防御反射机制，可表现为躁烦，脉数急，惊厥。

太阳病，发热而渴，不恶寒者为温病。若发汗已，身灼热者，名风温。风温为病，脉阴阳俱浮，自汗出，身重，多眠睡，鼻息必鼾，语言难出。若被下者，小便不利，直视失溲，若被火者，微发黄色，剧则如惊痫，时瘛疭，若火熏之。一逆尚引日，再逆促命期。（6）

条文首提太阳病，说的是风热感冒与风寒感冒的相同点，即都是太阳表证。发热而渴，不恶寒者，说的是风热感冒与风寒感冒的不同点。伤寒，外感寒邪，就伤阳经，寒邪趋下，伤足太阳膀胱经。温病，外感热邪，伤阴经，热邪趋上，伤手太阴肺经。

风热感冒如果再用辛温发汗之法，就如同火上浇油，热性症状加重，出现身体灼热，也就是高热。高热病人，已经启动了机体最大能量来驱邪，所以脉搏鼓动有力。脉阴阳俱浮，就是脉搏首尾都浮动起来，提示心脏鼓动有力，所以肺部必然跟着动员起来，则鼻息必鼾，出气粗重，近似喘息。同时因为高

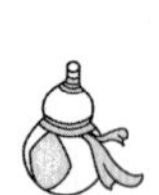

热，会有大量汗出。呼吸分阴阳，吸气为阳，呼气为阴。人体阳常有余，阴常不足，特别是在温病热邪炽盛的情况下，人体防御反射要调整人体阴阳平衡，就需要加强阴的方面。所以，人体呼气就被加强了，表现出呼气粗重，鼻息必鼾。但疾病本质是物质不足的虚证，所以会有身体沉重乏力，多眠睡，也就是近似嗜睡的虚弱症状表现出来，这是疾病的本质症状。再有，多眠睡，就是类似嗜睡。西医通常说的意识障碍有几种：嗜睡、意识模糊、昏睡、昏迷。这四种反应，也可以发生在中毒之后，说明这四种反应是人体保护性防御反射机制的外在表现。而且，若非遇到生命危险，人体轻易不会调动这些防御反射机制。所以，可见风温为病时用辛温发汗之法，会造成多严重的损害。

若被下者。这种虚性亢奋，如果再用攻下的方法治疗，就会导致水分和营养等从大便丢失，人体将会更虚弱，加上热耗津液，人体可以动用的资源接近枯竭，就会出现小便不利，心肾能力用到了极限，就会出现直视失溲。说明病邪已经深入影响神经系统，人体的排尿、排便中枢受到了影响。

若被火者。温病本身是热证，再加火疗，火毒深入脏腑脑髓，就会出现黄疸和高热惊厥。时瘛疭，就是时不时地肢体抽搐。肢体震颤也可见于帕金森病，所以肢体颤抖也是人体的一种很强的防御反射表现。温病的特点就是热，热向上走，火曰

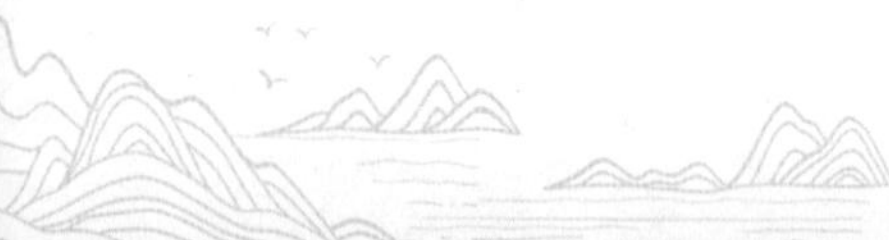

炎上。所以，温病如果用辛温发汗、被下、被火治疗，都会加重热势，而且会出现同样的症状，就是热扰大脑。辛温发汗导致温病热势更大，上扰大脑从而语言难出；被下导致阴液从下枯竭从而直视失溲；被火导致大脑高强度异常放电出现惊痫，这些都是大脑功能障碍的表现。

误治一次，病人尚且还能拖延几日生命，如果一再误治，必然导致病人死亡。

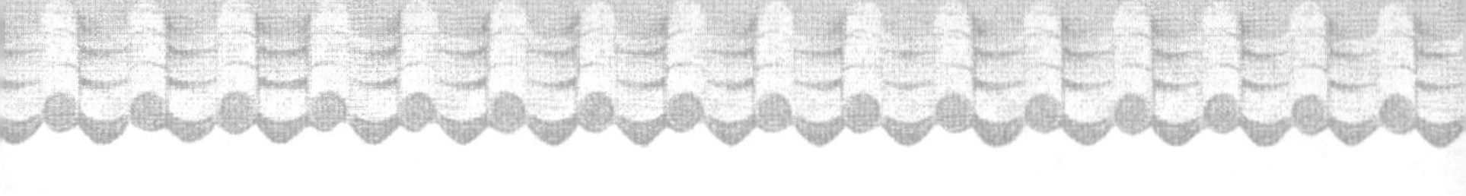

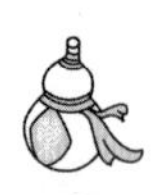

病有发热恶寒者，发于阳也；无热恶寒者，发于阴也。发于阳，七日愈。发于阴，六日愈。以阳数七，阴数六故也。（7）

如果病人临床症状见到发热和恶寒同时发生，说明人体还有可以动用的资源能量供虚性亢奋用来驱除邪气，则为阳证。如果病人临床症状见不到发热，只见到恶寒，那就意味着机体物质基础耗竭，没有能量供虚性亢奋以驱除邪气，所以是阴证。

发于阳，必然扰动阳分，而见阳性症状，就是发热。发于阴，没有扰动阳分，所以无热恶寒。

不可过分拘泥于条文中的六、七日病程情况。

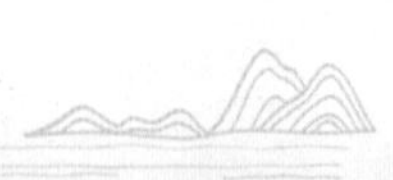

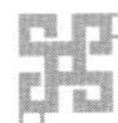

太阳病，头痛至七日以上自愈者，以行其经尽故也。若欲作再经者，针足阳明，使经不传则愈。（8）

太阳病，就是外感表证。感冒头疼，经过七天自愈。

若欲作再经者，即外感表证如果病情再继续发展，就需要通过针刺足阳明经的办法来治疗。这里可以说用的是截断疗法，对此我想谈一谈我的看法。首先，阳明经可以看作中点，就是中医的中字。中，就是阴阳两极之外的第三极。中，位于阴阳两端之间，所以中具有调和阴阳的作用。阳明的外面是太阳寒水，阳明的里面，是少阳相火，阳明居于水火之间。那么，为什么太阳寒水经过了阳明范畴就成了少阳相火？因为水火中间的阳明经具有调和转化水火的功能。外感邪气首先侵犯太阳体表，进而入里，到了阳明。如果阳明阶段未能阻止病邪发展，那么病邪就会继续深入少阳。所以阳明阶段是身体由盛转衰的阶段，因阴阳具有转化的功能，所以说阳明居中。西医认为，感冒可能是一时的免疫力下降导致的，那么针刺足阳明经，就能增强足阳明经的功能，阳明经调和阴阳、调和水火的功能就能加强，出现阴阳自和者必自愈。为什么针刺足阳明经，不针刺手阳明经。因为足阳明经循行在下肢。人类直立行走，下肢必须有力，人的健康才能保证。所以，仲景提出针刺足阳明，其目的就是加强人体下肢的气血，从而提高人体免疫力，属于治本。要想让感冒病情不再进展，必须提高人体免疫力。《孙子兵法》指出，兵闻拙速，未睹巧之久也。就是说打仗最简捷的取胜之道就是凭借实力取胜，从来没见过用阴谋诡计能长久取胜的。所以，要想治愈感冒，最简单的方法就是提高人体免疫力，回到本条文就是针刺足阳明经。

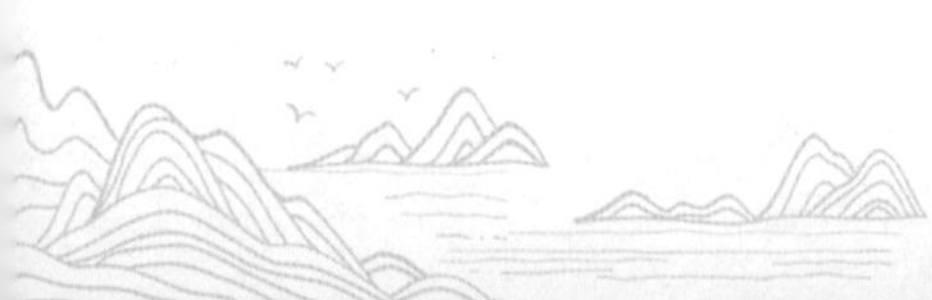

太阳病欲解时，从巳至未上。(9)

从巳至未上，指上午九点到下午三点这个时间段，属于阳气最旺盛之时。阳气最旺盛之时，也就是阳气旺盛到了顶点而一阴生的时候，这个时间节点天然具有转化阴阳的能力。

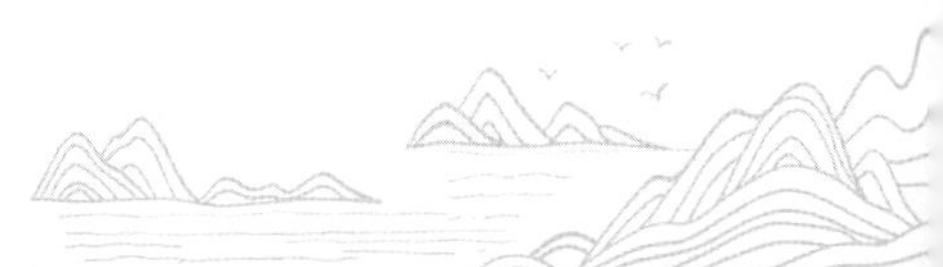

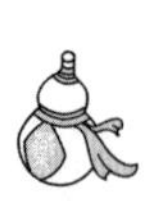

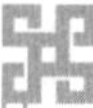

风家，表解而不了了者，十二日愈。(10)

外感风邪，表证解除以后，还有一些身体不太舒爽的感觉，经过十二日就可以痊愈。十二日就是两个六天，按照中医五运六气的说法，六日就是一个周期，风寒暑湿燥火在机体轮转一周。经过两个周期，机体生理机能运行就会完全恢复正常。具体数字对应，关系到比较深奥复杂的学问，这里暂不讨论。

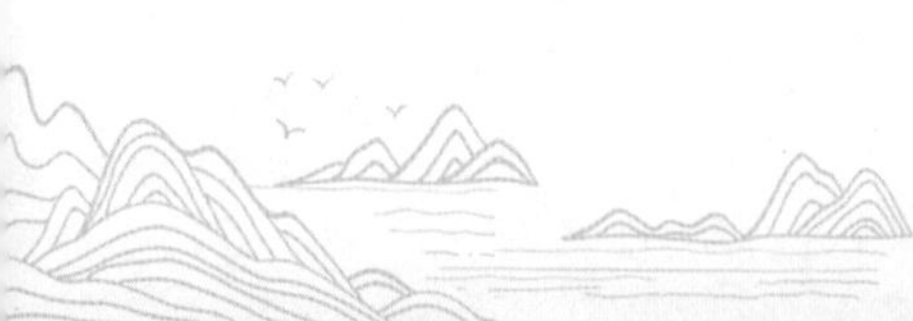

病人身大热，反欲得衣者，热在皮肤，寒在骨髓也；身大寒，反不欲近衣者，寒在皮肤，热在骨髓也。（11）

本条文表明人体能通过生理机能感觉来辨别寒热邪气。一般来说，人体的生理机能属于人体原动力，比如食欲、口渴、便意、困意等。这些生理机能都是人体代谢所必须要满足的。如果吃喝拉撒睡的功能受损了，人体就会提示有些虚弱了。比如糖尿病患者，因为胰岛功能受损，人体出现防御反射就会加强新陈代谢，让机体多饮、多食、多尿，企图通过加快代谢来拯救机体。

大家不要忽视条文中大热大寒的大字，它提示在人体表证比较严重的时候，才有寒热真假的分辨。

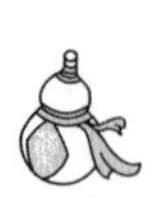

太阳中风，阳浮而阴弱，阳浮者，热自发，阴弱者，汗自出。啬啬恶寒，淅淅恶风，翕翕发热，鼻鸣干呕者，桂枝汤主之。（12）

本条文重点在阳浮而阴弱一句。仲景借用太阳病的机理，说明太阳中风的机理。我们知道，人体是直立的，所以人分上下两部分。中医基础理论中讲，火曰炎上，水曰润下。一般人都知道火向上走，水向下走。所以在上之阳之火，应该温煦在下之阴之水，这样上下交感，就主吉。一旦阳浮而阴弱，就是火在上，水在下，在上之火仍向上走，在下之水仍向下走，那么水火不交通，就主凶。摸脉的时候，浮取为阳为上，沉取为阴为下。阳浮而阴弱，就是脉象浮取有力，沉取无力，说明病人体内气血空虚，气血聚集到体表，这就类似于火在上、水在下的主凶的气血分布。这种阴阳上下的理论，就是《易经》中的泰卦和痞卦的理论，适用于医学、武术、书法、社会关系等方方面面。比如，病人发热，额头必定很热，但一般脚会冰

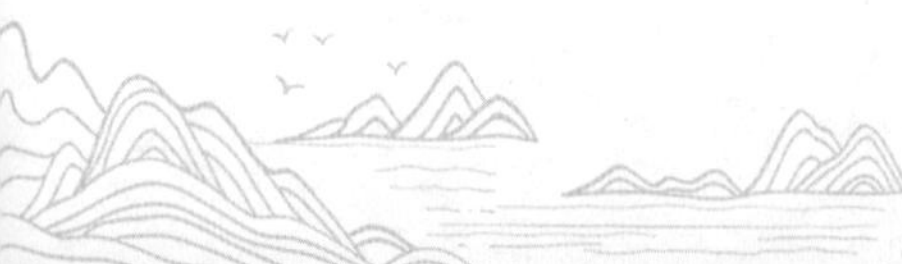

凉。因为气血热量都聚集于人体上部引起发热，所以脚下气血相对不足，这就是上热下寒。中医治疗疾病，就是把上热下寒颠倒回来，变成上寒下热，变成泰卦，变成阳不浮而阴有力，病就痊愈了。西医治疗发热病人，也要往病人额头上敷冰袋，酒精擦浴物理降温的时候，也要病人脚踩热水袋。我们都知道，冷热空气交锋，会下雨，但必须是热空气在下方，冷空气在上方，这样热空气上升过程中遇到冷空气，水蒸气遇冷凝结成水，就会下雨。反之，如果热空气在上方，冷空气在下方，形成阳浮而阴弱，就不会下雨。所以，仲景借用太阳病的脉象，把《易经》的道理说了出来。以上就是阴阳上下的道理，被仲景以一句，阳浮而阴弱给揭示出来了。

感冒出现发热，气血聚集于体表，所以出现脉浮，这个好理解。那么如何理解阴弱者，汗自出呢？因为机体出汗后会丢失水分，所以脉搏沉取无力，深按下去比较软，出现阴弱。

鼻鸣干呕，就是鼻塞干呕。鼻鸣，因鼻塞乍通而出现的声音，表明人体体表感受了风寒，通过防御反射机制，把症状调节反应投射到了鼻部。气血聚集于上半身，上热下寒，阳浮而阴弱，所以鼻黏膜肿胀，出现鼻塞、鼻鸣。此时，用药滴鼻，用海盐水洗鼻子都只是一时有效。药劲一过，鼻子还会堵塞。所以，不解决体表受邪的问题，鼻塞没办法好转。

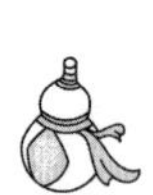

条文中说阳浮而阴弱，除了热自发是因阳浮，汗自出是因为阴弱外，鼻鸣，也是因为阳浮，热量升腾，造成鼻黏膜肿胀、腺样体肥大等；干呕也是因为阴弱，胃肠能量空虚，导致不能受纳食物向下运行，而产生反转的防御反射，变为向上干呕。

本条中，翕翕发热，就是阳浮，因为条文中明确说了，阳浮者热自发。啬啬恶寒与淅淅恶风，就是阴弱，这里阴指身体下部，下元不足，西医叫作免疫力一时性降低，所以人体正气虚弱，导致易感外界风寒。

最后，条文提出解决之道：桂枝汤方。

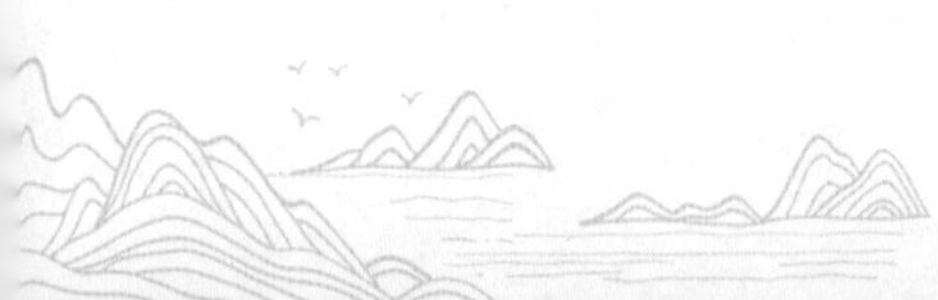

桂枝汤方

桂枝三两（去皮），芍药三两，甘草二两（炙），生姜三两（切），大枣十二枚（擘）。

上五味，㕮咀三味，以水七升，微火煮取三升，去滓，适寒温，服一升。服已须臾，啜热稀粥一升余，以助药力。温覆令一时许，遍身漐漐微似有汗者益佳，不可令如水流漓，病必不除。若一服汗出病差，停后服，不必尽剂。若不汗，更服依前法。又不汗，复服小促其间。半日许，令三服尽。若病重者，一日一夜服，周时观之。服一剂尽，病证犹在者，更作服。若汗不出，乃服至二三剂。禁生冷、黏滑、肉面、五辛、酒酪、臭恶等物。

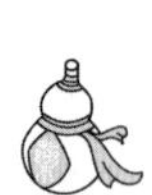

这首桂枝汤方被称为万世之祖方，因为它基本上涵盖了《伤寒论》所有方子的组方思路，那就是阴阳相配。其中桂枝、芍药配，生姜、大枣配，这是大家所熟知的。还有一味炙甘草，可作为调和阴阳的催化剂。我在儿童医院皮肤科进修的时候，皮肤科的大主任给我们讲课，她说，补液的目的就是调节酸碱平衡，一定要让病人恢复酸碱平衡。如果酸碱失调，你给病人用再多好药，进入人体后都无法吸收，甚至会产生毒副作用。这样看来，调节酸碱平衡不就是调节阴阳平衡吗？

《伤寒论》中的桂枝汤方之所以被称作万世之祖方，除了产生年代早之外，从方中药物的炮制来说，也展现了多种炮制方法：包括去皮、炙、切、擘（掰，也就是手掰）。从这个角度说，桂枝汤方开创了中药方剂书写格式的范本。

方后注历来都被研究伤寒的人所重视，里面的内容也被很多读者阐述发扬。但是周时观之这句话可以继续阐述挖掘。一般认为，一日一夜服，周时观之，意思就是以24小时为单位进行观察。其实，周时也有周期的意思，周期可大可小。小到一个小时可叫周时，大到六十年一个甲子，也可叫周时。所谓周时观之的意思就是通过一个设定好的周期，来观察病人。通过一个周期，假设为一天时间，人体在不同的时辰有不同的经络当令时，人体会呈现不同的状态。如果病人所患为热证，那么

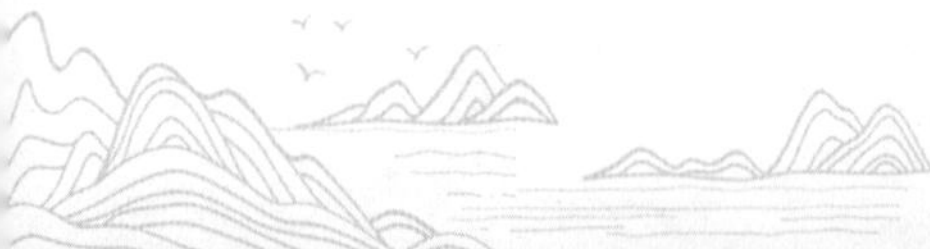

在气温低的时辰，疾病就有好转趋势。西医用于诊断的24小时动态心电图和24小时动态脑电图，都是采用了周时观之的理论，观察一个周期内的心脏、脑电变化。如果在一个小周期里，心脏、脑电变化没有出现异常，那么我们有理由相信，在长时间的大周期里，心脏、脑电发生异常的概率也比较低。如果将周时观之的观察周期放大，比如一个月，心脏病患者就需要一个月都背着24小时动态心电图监护仪。如果较大周期里都没有观察到心脏出现异常，那么在几年、几十年的大周期里，发生心脏异常病变的可能性也较低。这就是《伤寒论》中周时观之的深奥内涵。我本人就经常在各种设定的小周期里注意观察病人，取得的效果都是较好的。比如，病人在一天的时间里病情稳定，那么第二天的病情也会大概率稳定。如果病人在五天、六天的五运六气周期内病情稳定，那么在今后一段稍长时期内，病情也应该是大概率稳定的。如果咳嗽的孩子在夜间睡眠8小时的周期里睡眠安稳没有咳嗽，那么大概率白天咳嗽也不会特别重。另外，还有一个“观”字，观又可理解为又见。我们常说视而不见。医生看病人的时候，能了解到的病人情况，只占病人全部情况的5%，其他的95%为大多数情况，比如病人的经历、心理性格特点、病人家属的信息等，都是了解不到的。这95%的信息，就是视而不见的。所以，需要观，需要又见，就是通过望闻问切得到的信息，经过医生的思维加工，得到病人所患疾病的本质的推测，最后通过实践验证。所以，周时观之的道理，是很深奥的。歌德说过，思考比了解更有意思，但是都比不上观察。中医诊断学三原则：第一，司外揣内；第二，见微知著；第三，以常达变，就是观的方法。具体说就是从病人发病的外部表象推知疾病内部的本质规律；从局部的表现，推知整体的变化。

桂枝汤方后注中，把服用桂枝汤后，病人应该注意的事项进行了总结。分析起来，病人服用桂枝汤后，应该注意以下几方面。第一，把药液调整到适宜病人服用的温度，叫作适寒温。第二，服用量为一升。第三，口服药液后，要马上喝热粥一升余，并告诉病人，是用来增强药力的。第四，服药后需起居调护，温覆令一时许。告诉病人发汗程度以微似有汗者益佳，发汗过多病不会好。第五，告诉病人服药疗程，一剂药吃完后，如果好了，剩下的药就不用继续吃了。第六，告诉病人如果服药后不出汗，应该怎么办。如果继续服药后还不出汗，应该怎么办。第七，服药后的忌口。以上这些服药后的饮食起居调护，都必须和病人交代清楚，病人悉知并执行才能保证疗效。书中详细的服药后注意事项为后世的临床医学树立了典范。

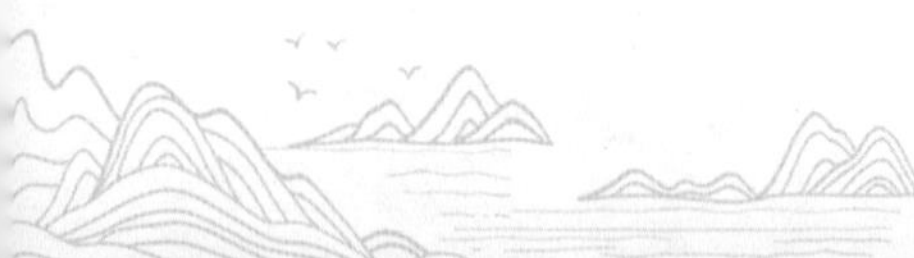

桂枝汤方后注，除了周时观之之外，还有一个值得注意的地方，那就是温覆一时许。温覆就是用被子或衣物等覆盖人体体表，有很好的作用疗效。温覆体表，会使人感觉特别舒适。早上不愿离开被窝特别常见，说明早上的被窝很温暖，很舒适，让人舍不得起床，实际上就是温覆令人舒适。狼在捕杀黄羊的时候，会静悄悄地等一夜，直到凌晨，黄羊憋了一肚子尿，但又留恋温暖的草窝，不肯起来排尿，这个时候狼才出击。黄羊因为憋尿，跑不快，所以容易被捕杀。就像母鸡孵蛋一样，37℃～38℃的温度，能促进胚胎转化发育，是促进化学反应的最佳温度。所以，温覆，适应了人体本能，并以一个时辰为限，不能让病人出大汗。洗澡为什么有益于身体健康，一是洁净体表，二是用热水温覆体表，可以让人感到舒适。衣食住行关乎人体健康，占据第一位的是衣，说明体表的温覆尤为重要。

条文中的㕮咀三味，有深意。三味，就是桂枝、芍药和炙甘草，其中桂枝是树枝，芍药、炙甘草都是根，都比较坚硬。㕮咀，单从字面意思理解就是用口将药材咬成小块。当遇到比较坚硬的根茎树枝类的草药时，用嘴将其咬成小块咀嚼，确实是一个加强人体对药理物质吸收的好办法。所以，推而广之，人参也属于根茎类草药，我们平时养生，也可以将少许人参放

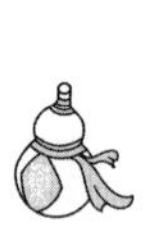

入口中，轻咬，反复咀嚼，加强吸收药理物质。因为根茎类药材缓缓被咬碎，药理物质会逐步释放，被人体吸收，所以补益力量比较强大。中医历来有消化道七冲门之说，在口中缓慢轻咬磨碎药材，属于入胃消化之前的一道门。在这道门中细细咀嚼，可以大大增强人体对药物的吸收能力。为了避免药物苦涩，一般可以用人参类补益且微甜的药材，既能缓缓补益，不致过于滋腻，也不至于味道过苦。而反复的牙齿轻咬，还有固齿健脑的疗效。同时口中吸收药理物质没有导致呕吐之弊。

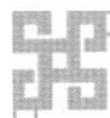

太阳病，头痛，发热，汗出，恶风，桂枝汤主之。（13）

这一条主要是再次阐述桂枝汤的症状。发热、汗出、恶风、脉缓，实际上是一个过程，包括机体心功能从激发到兴奋，再到汗出，然后转折向下这几个步骤。逐渐兴奋的过程出现发热，兴奋到顶点开始汗出，心功能逐渐回落则会出现恶风、脉缓。发热、汗出、恶风、脉缓是人体自身的防御反射，所以如果人要锻炼自己的心脏功能，就必须引发这四种防御反射，才能达到锻炼效果。

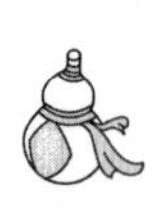

太阳病，项背强几几，反汗出恶风者，桂枝加葛根汤主之。（14）

汗出恶风，用桂枝汤没错。对于有项背不舒症状的太阳表证，要加一味药——葛根。葛根的药性是向上走的。《伤寒论》的方子，一般都是向上走和向下走的药相配，葛根的功能为发汗解表，升津舒筋。一般情况下，葛根可以和清热利湿、下行的黄芩、黄连相配，用于治疗腹泻，即葛根芩连汤。在桂枝加葛根汤方中，葛根与芍药相配，取葛根向上、生津舒筋的功效，以及芍药向下、缓急止痛之功。

桂枝加葛根汤方

葛根四两，麻黄三两(去节)，芍药二两，生姜三两(切)，甘草二两(炙)，大枣十二枚(擘)，桂枝二两(去皮)。

上七味，以水一斗，先煮麻黄、葛根，减二升，去上沫，内诸药，煮取三升，去滓。温服一升，覆取微似汗，不须啜粥，余如桂枝法将息及禁忌。

臣亿等谨按，仲景本论，太阳中风自汗用桂枝，伤寒无汗用麻黄，今证云汗出恶风，而方中有麻黄，恐非本意也。第三卷有葛根汤证，云无汗、恶风，正与此方同，是合用麻黄也。此云桂枝加葛根汤，恐是桂枝中但加葛根耳。

桂枝汤啜粥，是为了增强发汗力量，但本方加了葛根已经可以达到发汗目的，就不需要再啜粥了。

本方无麻黄，如果有麻黄，必然不会覆取微似汗。因为麻黄发汗力量强，不需要覆取汗，而且一旦加麻黄，必然大汗出。

太阳病，下之后，其气上冲者，可与桂枝汤。方用前法。若不上冲者，不得与之。（15）

太阳表证，如果误用下法，就会使人体虚弱，上文所说的阳浮而阴弱，也可以理解为上浮而下弱，身体本来就弱，你再用下法，人体必然更加虚弱。为了应对误治，人体必然奋起反击，进行防御，进而产生相应的调节反应。所以就会表现为其气上冲，这种气上冲的症状还可以帮助人体适应自然社会，只不过功能低级一些罢了。此时人体的物质资源尚够供应人体上冲的防御反射机制，仍然可以应用桂枝汤发汗。若不上冲者，说明人体的物质资源不足以供应防御反射机制，所以就不能再发汗了，此时可能需使用四逆汤先救其里了。

太阳病三日，已发汗，若吐，若下，若温针，仍不解者，此为坏病，桂枝不中与之也。观其脉证，知犯何逆，随证治之。桂枝本为解肌，若其人脉浮紧，发热汗不出者，不可与之也。常须识此，勿令误也。（16）

虽然太阳病三日，属于外感表证初期，但是使用了汗吐下法、温针法后，仍然有症状者，所得之病就属于坏病。发汗应该已把表邪祛除了，下法应该已把内里的积滞祛除了，温针等应该也有其祛除病邪的作用。运用了这些治法后，病人就应该邪去正安，然而病仍不解者，必定是因为治疗不当病情发生了变化，仲景告诉我们这叫坏病，这时应根据病机对症治疗，不要继续用桂枝汤。

如果病人只发热，不出汗，用桂枝汤就不适合病情了。

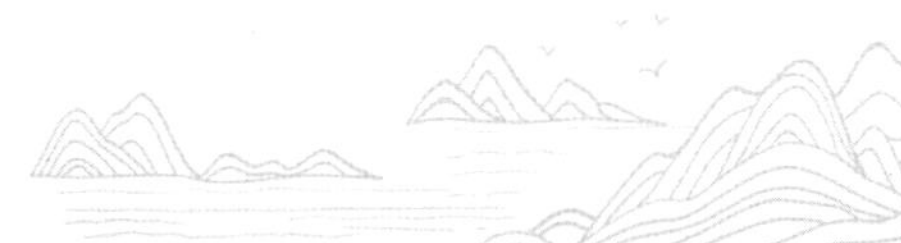

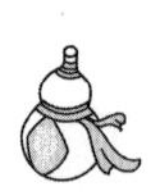

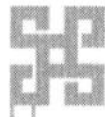

若酒客病，不可与桂枝汤，得之则呕，以酒客不喜甘故也。(17)

桂枝辛甘，内有湿热的嗜酒之人服用容易加重湿热。前面我们说了，人体防御反射机制包括摄入和排泄，那么得之则呕，就属于排泄湿热的防御反射机制表现。

喘家，作桂枝汤，加厚朴杏子佳。（18）

治疗喘病，如果已经有桂枝汤做底子，那么加厚朴、杏仁就可以了。我前面说过，《伤寒论》方子的思路，都是一上一下相配。厚朴下行降气，杏仁宣肺向上，一上一下，使病人机体运转代谢恢复流通平衡，由外感表证引发的喘病也就好了。这就叫阴阳和者必自愈。

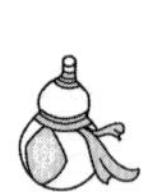

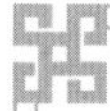

凡服桂枝汤吐者，其后必吐脓血也。（19）

桂枝汤是热性药，病人服后如出现呕吐，必定是热证。桂枝善于温经通脉，热证病人服用了桂枝汤，自然会吐脓血。

太阳病，发汗，遂漏不止，其人恶风，小便难，四肢微急，难以屈伸者，桂枝加附子汤主之。(20)

桂枝加附子汤方

桂枝三两(去皮)，芍药三两，甘草三两(炙)，生姜三两(切)，大枣十二枚(擘)，附子一枚(炮，去皮，破八片)。

上六味，以水七升，煮取三升，去滓，温服一升。本云桂枝汤今加附子。将息如前法。

太阳病，本来应当发汗，但如果发汗太过，导致心肾动力耗竭，会漏汗不止。中医基础理论中讲，气有五个功能，温煦、推动、气化、防御、固摄。漏汗不止，就是气的固摄功能出了问题。固摄，是需要极大能量的。所以，人体要想不无缘由地漏失津液，元气必须很强大，不然就会无故出现漏汗或者腹泻、漏尿等症状。

汗出多了，小便就会减少，而且出汗时肌腠疏松会出现怕

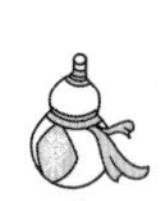

风症状。

四肢微急，难以屈伸，就是指病人肌张力有些高，肢体有些僵硬。因为过度发汗和漏汗会导致人体心肾动力虚弱，肌力下降。根据福柯的观点，疾病导致人体高级的、协调的、随意的、不稳定的功能丧失，人体就会加强低级的、不协调的、不随意的、机械的、稳定的功能。一般肌肉力量下降，多半会伴随肢体僵硬屈伸不利的症状出现，目的就是在低级功能的基础上加强人体稳定性。

桂枝加附子汤，这个方子很规矩。为什么说很规矩呢，我前面讲过，《伤寒论》的方子都是一上一下相配的。所以我们看这个方子，桂枝配芍药，属于上焦，生姜配大枣属于中焦，附子配甘草，属于下焦，都是一味阳药配一味阴药。所以说桂枝加附子汤是规规矩矩的一首方子，用药均对应人体上、中、下三焦。上焦，桂枝配芍药，治疗原本的太阳病；中焦，生姜配大枣，顾护脾胃，保证发汗有源；下焦，附子配甘草，使损失的肾阳恢复，起到固护根基的作用。由此，我们也知道，临床上见到怕风、漏汗、肌张力高的病人，这种人应该是上、中、下三焦皆虚。

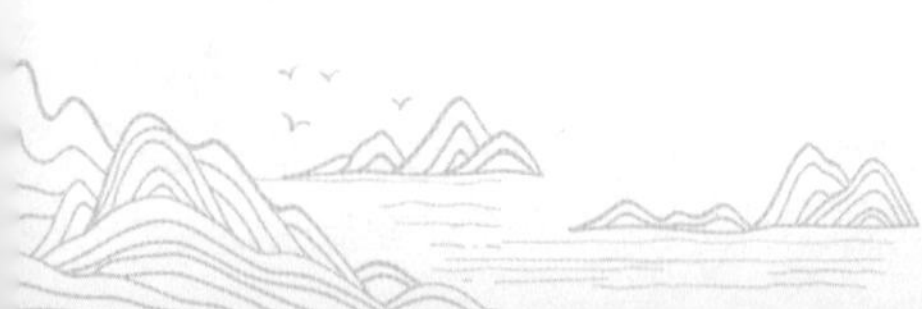

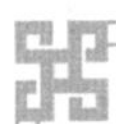

太阳病，下之后，脉促胸满者，桂枝去芍药汤主之。(21)

桂枝去芍药汤方

桂枝三两（去皮），甘草二两（炙），生姜三两（切），大枣十二枚（擘）。

上四味，以水七升，煮取三升，去滓，温服一升。本云，桂枝汤今去芍药。将息如前法。

太阳表证，病机是向上、向外的，如果逆着病机对病人进行攻下治疗，造成的问题就是：本来太阳表证引发气血聚集到体表抗邪，人体内部气血就相对不足，此时再攻下治疗会丢失体内物质基础，导致人体下元更加虚损。为了补虚，人体就会动用心肾动力，心脏跳动加快，出现虚性亢奋，没有物质基础的心跳加快必定会导致心肌发力方式与常不同，所以会见到急促的脉象。胸满也好理解，我常说哪儿虚哪儿大，虚弱就会引发人体防御反射机制进行物质聚集，就会变形、变大。比如，

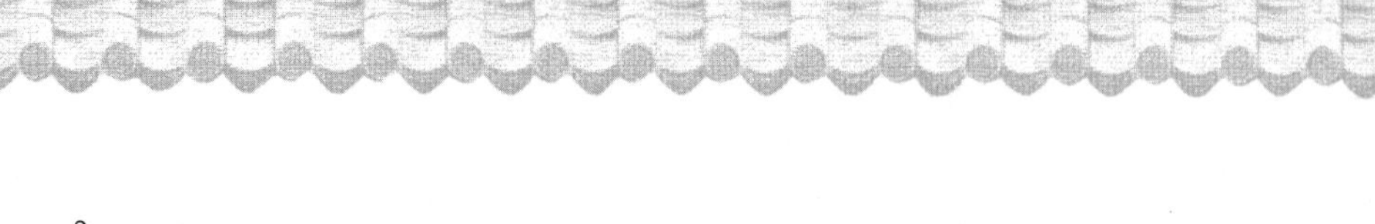

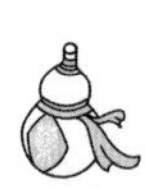

心室肥大是心脏病，肝脾肿大那是肝病，腹部胖大那是脾虚。所以有脏小则安的说法。此条中的胸满，就是因为里虚，心气不足，引发物质聚集，导致虚性胸满。

治疗心脏的虚损，可用桂枝补阳气。所以，表面上方子名叫作桂枝去芍药汤，但其实就是桂枝甘草汤加生姜大枣。

若微寒者，桂枝去芍药加附子汤主之。(22)

桂枝去芍药加附子汤方

桂枝三两（去皮），甘草二两（炙），生姜三两（切），大枣十二枚（擘），附子一枚（炮，去皮，破八片）。

上五味，以水七升，煮取三升，去滓，温服一升。本云，桂枝汤今去芍药，加附子。将息如前法。

若微寒者，一般理解为病人微觉怕冷，但是如果理解为脉微，那么脉促就不存在了。用桂枝去芍药加附子汤。

上文我讲过桂枝加附子汤是上、中、下三对药配合，本方将上焦的芍药去除是因为脉促不存在了，没有上焦心肺的对应症状了。

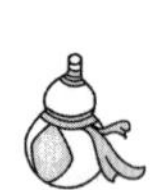

太阳病，得之八九日，如疟状，发热恶寒，热多寒少，其人不呕，清便欲自可，一日二三度发。脉微缓者，为欲愈也；脉微而恶寒者，此阴阳俱虚，不可更发汗、更下、更吐也；面色反有热色者，未欲解也，以其不能得小汗出，身必痒，宜桂枝麻黄各半汤。(23)

桂枝麻黄各半汤方

桂枝一两十六铢(去皮)、芍药、生姜(切)、甘草(炙)、麻黄(去节)各一两，大枣四枚(擘)，杏仁二十四枚(汤浸，去皮尖及两仁者)。

上七味，以水五升，先煮麻黄一二沸，去上沫，内诸药，煮取一升八合，去滓，温服六合。本云，桂枝汤三合，麻黄汤三合，并为六合，顿服。将息如上法。

臣亿等谨按，桂枝汤方，桂枝、芍药、生姜各三两，甘草二两，大枣十二枚。麻黄汤方，麻黄三两，桂枝二两，甘草一两，杏仁七十个。今以算法约之，二汤各取三分之一，即得桂枝一两十六铢，芍药、生姜、甘草各一两，大枣四枚，杏仁二十三个零三分枚之一，收之得二十四个，合方。详此方乃三分之一，非各半也，宜云合半汤。

太阳病，得之八九日，说明病情迁延不愈。但是病人不呕，清便欲自可，说明病人的食欲和大小便都还算正常。我向来认为，中医治病，调理的就是病人吃喝拉撒睡五种生理机能。西医抓主症，比如心律失常患者，西医用药将患者的心跳节律控制在正常范围内，就说病好了。但是患者还伴有食饮不佳、大便干、失眠等问题，西医会说这些不属于心内科疾病，会让神经内科和消化内科的医生来会诊。中医治病，我认为主要调的就是病人的一般状况。什么叫一般状况，写过大病历的医生都知道，在现病史的最后，最不起眼的地方，必然加一句："饮食睡眠可，二便调。"这个饮食睡眠、二便就是病人的一般状况。其实，通过调理病人的吃喝拉撒睡五种生理机能，就可以治疗主症。就心律失常的病人来说，如果经过中药调理，病人有食欲了，喝温开水也很香甜，大小便通畅爽快，睡

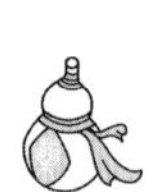

眠安稳，这个病人还会出现心律失常吗？我常反问别人，你见过ICU里的病人，哪个是大口吃炸酱面的，哪个是大便爽快的，哪个夜间睡眠质量很好第二天早上起来精力充沛的？如果吃饭香、大便通畅爽快，睡眠质量好，这种病人还需要进ICU吗？所以，这一条里，不呕、清便欲自可，就说明了病人病情的吉凶，就是向着痊愈的方向发展呢。脉微缓，就是脉搏和缓。一般训练有素的运动员进行运动的时候，发力方式都是比较和缓有力的，这叫稳健。只有力量差的人，运动起来，才是一副外强中干的模样，表面气势汹汹，可是运动起来又很慌张没有节律。病人表现为不呕，清便欲自可，加上脉搏和缓有力，自然是病情向好发展。

如果病人脉微恶寒，那就表明病人阴阳俱虚了。

面色发红，身上痒，有这两种症状的病人在皮肤科经常见到。一般皮肤瘙痒、起疹子的病人，都会出现双脸颊红。因为血液趋于向上向外，所以体表皮肤瘙痒起疹子，脸红。我平常问诊病人，都是将有没有晕车和皮肤瘙痒、起疹子一起问，既然血液趋于向上向外，那么多半病人伴有晕车这类症状。

桂枝麻黄各半汤药量比较小，说明把剩下的一点表邪散了就好了。

先煮麻黄一二沸，去上沫，内诸药。一般解释为去掉麻黄发汗之烈性。

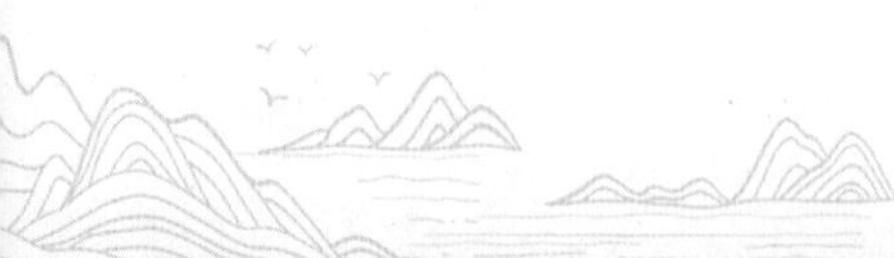

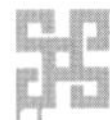

太阳病，初服桂枝汤，反烦不解者，先刺风池、风府，却与桂枝汤则愈。（24）

初服桂枝汤，反烦不解者，这应该是人体防御反射机制引起的烦热不解。因为桂枝汤是阴药阳药相配的，只用甘草进行调和力量弱了些。所以，桂枝汤服下去，有可能见到反烦不解者，这就是阴药和阳药没有调和的反应。

此时，刺风池、风府，使人体经络疏通提升正气，则可纳受阴药和阳药，病可愈

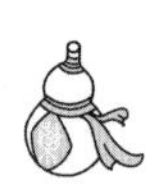

服桂枝汤，大汗出，脉洪大者，与桂枝汤，如前法。若形似疟，一日再发者，汗出必解，宜桂枝二麻黄一汤。（25）

桂枝二麻黄一汤方

桂枝一两十七铢（去皮），芍药一两六铢，麻黄十六铢（去节），生姜一两六铢（切），杏仁十六个（去皮尖），甘草一两二铢（炙），大枣五枚（擘）。

上七味，以水五升，先煮麻黄一二沸，去上沫，内诸药，煮取二升，去滓，温服一升，日再服。本云，桂枝汤二分，麻黄汤一分，合为二升，分再服。今合为一方，将息如前法。

臣亿等谨按，桂枝汤方。桂枝、芍药、生姜各三两，甘草二两，大枣十二枚。麻黄汤方，麻黄三两，桂枝二两，甘草一两，杏仁七十个。今以算法约之，桂枝汤取十二分之五，即得桂枝、芍药、生姜各一两六铢，甘草二十铢，大枣五枚。麻黄汤取

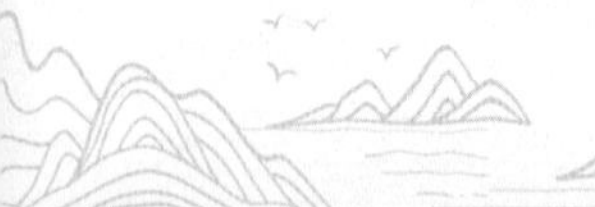

九分之二，即得麻黄十六铢，桂枝十铢三分铢之二，收之得十一铢，甘草五铢三分铢之一，收之得六铢，杏仁十五个九分枚之四，收之得十六个。二汤所取相合，即共得桂枝一两十七铢，麻黄十六铢，生姜、芍药各一两六铢，甘草一两二铢，大枣五枚，杏仁十六个，合方。

服桂枝汤，大汗出，脉洪大者，方中建议仍服桂枝汤，说明即便大汗出脉洪大，但桂枝汤证没有变，所以仍用桂枝汤，也说明单纯的脉洪大症状，不能诊断病人为阳明病。诊断一定要四诊合参。

如果只出现一天发两次寒热，那么用小剂量的桂枝二麻黄一汤就可以了。

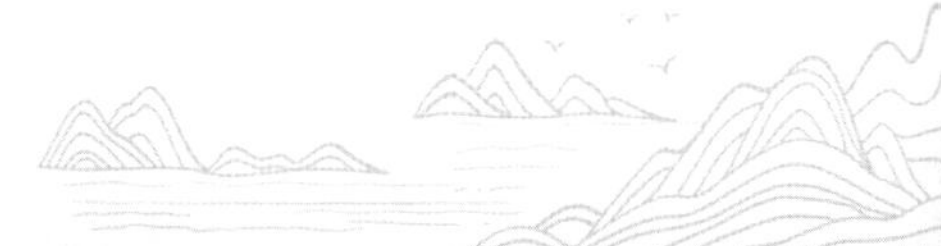

服桂枝汤，大汗出后，大烦渴不解，脉洪大者，白虎加人参汤主之。（26）

白虎加人参汤方

知母六两，石膏一斤（碎，绵裹），甘草二两（炙），粳米六合，人参三两。

上五味，以水一斗，煮米熟汤成，去滓，温服一升，日三服。

本条病人除了脉洪大之外，还兼有大烦渴不解，结合大汗出后的症状，可诊断病人为阳明经热证，这条也是与上一条单纯脉洪大不可诊断为阳明证对比来说的。阳明经热证用白虎汤。此外，根据个人经验，滋阴也可以用人参加知母。

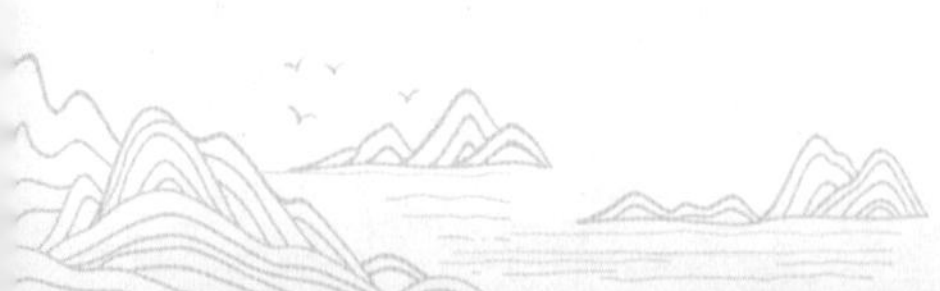

太阳病，发热恶寒，热多寒少。脉微弱者，此无阳也，不可发汗，宜桂枝二越婢一汤。(27)

桂枝二越婢一汤方

桂枝(去皮)、芍药、麻黄、甘草(炙)各十八铢，大枣四枚(擘)，生姜一两二铢(切)，石膏二十四铢(碎，绵裹)。

上七味，以水五升，煮麻黄一二沸，去上沫，内诸药，煮取二升，去滓，温服一升。本云，当裁为越婢汤，桂枝汤合之，饮一升。今合为一方，桂枝汤二分，越婢汤一分。

臣亿等谨按：桂枝汤方，桂枝、芍药、生姜各三两，甘草二两，大枣十二枚。越婢汤方，麻黄二两，生姜三两，甘草二两，石膏半斤，大枣十五枚。今以算法约之，桂枝汤取四分之一，即得桂枝、芍药、生姜各十八铢，甘草十二铢，大枣三枚。越

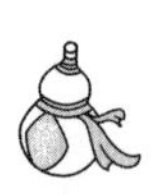

婢汤取八分之一，即得麻黄十八铢，生姜九铢，甘草六铢，石膏二十四铢，大枣一枚八分之七，弃之。二汤所取相合，即共得桂枝、芍药、甘草、麻黄各十八铢，生姜一两三铢，石膏二十四铢，大枣四枚，合方。旧云，桂枝三，今取四分之一，即当云桂枝二也。越婢汤方，见仲景杂方中，《外台秘要》一云起脾汤。

太阳表证，如果遇到病人体质是内热型的，逐渐会转向偏热，所以用桂枝二越婢一汤，汤中加入石膏可清热。

如果遇到病人体质虚寒，那病人就会脉微弱，这种情况下就不能再让病人发汗了，需要用四逆汤救里。

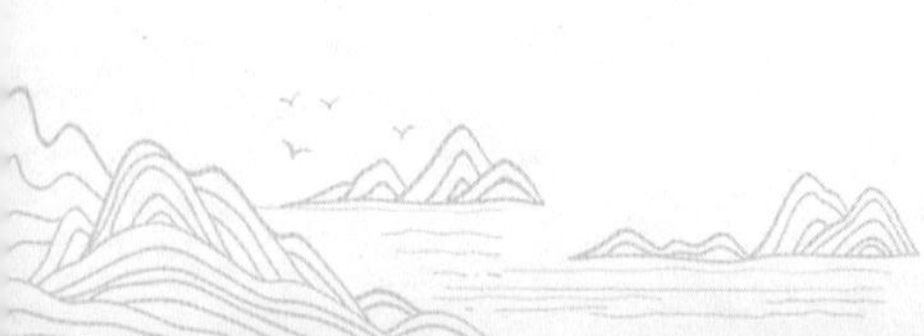

服桂枝汤，或下之，仍头项强痛，翕翕发热，无汗，心下满微痛，小便不利者，桂枝去桂加茯苓白术汤主之。（28）

桂枝去桂加茯苓白术汤方

芍药三两，甘草二两（炙），生姜（切）、白术、茯苓各三两，大枣十二枚（擘）。

上六味，以水八升，煮取三升，去滓，温服一升，小便利则愈。本云，桂枝汤今去桂枝，加茯苓、白术。

服桂枝汤发汗，或者攻下，都属于干预手段，会引起病情变化。仍头项强痛，说明病人之前就有头项强痛的症状。翕翕发热与之前症状相似，但是接下来的症状变为水液不化。第一，无汗，水分不得外出。第二，小便不利，水分无法排出。第三，心下满微痛，说明水结于中焦。一旦这三个症状一起出现，就说明水液停于中焦。小便不利是《伤寒论》里面多次提及的症状。小便是人体吃喝拉撒睡五种生理机能的表现之一，小便不利可以导致多种疾病，西医也会通过利小便来治疗

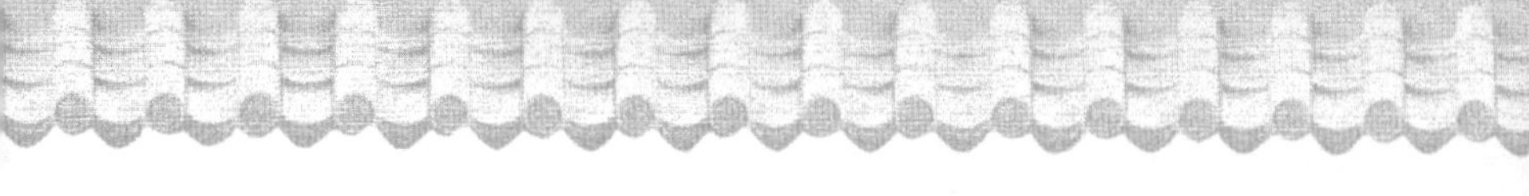

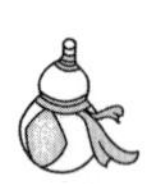

很多疾病。比如重型黄疸性肝炎患者，都是无尿的，用西药把小便排出来，黄疸就会逐渐消退。肾炎患者也会出现小便不利，西医用利尿剂促使患者排出小便，水肿就退了。

如果水液结于中焦，那么就加用茯苓、白术。茯苓向下利水，白术健脾向上散水，茯苓、白术作用于小肠，上下水液运转起来后，水就散了。

至于是去桂枝还是去芍药，我觉得皆可。桂枝、芍药相配，是一上一下，茯苓、白术相配，也是一上一下。

伤寒脉浮，自汗出，小便数，心烦，微恶寒，脚挛急，反与桂枝欲攻其表，此误也。得之便厥，咽中干，烦躁，吐逆者，作甘草干姜汤与之，以复其阳；若厥愈足温者，更作芍药甘草汤与之，其脚即伸；若胃气不和，谵语者，少与调胃承气汤；若重发汗，复加烧针者，四逆汤主之。(29)

甘草干姜汤方

甘草四两(炙)，干姜二两。上二味，以水三升，煮取一升五合，去滓，分温再服。

芍药甘草汤方

白芍药、甘草(炙)各四两。上二味，以水三升，煮取一升五合，去滓，分温再服。

调胃承气汤方

大黄四两(去皮，清酒洗)，甘草二两(炙)，芒硝半升。

上三味，以水三升，煮取一升，去滓，

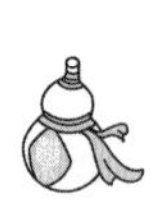

内芒硝，更上火微煮令沸，少少温服之。

四逆汤方

甘草二两（炙），干姜一两半，附子一枚（生用，去皮，破八片）。

上三味，以水三升，煮取一升二合，去滓，分温再服。强人可大附子一枚，干姜三两。

脉浮，心烦，脚挛急，应理解为虚性亢奋症状。自汗出，小便数，原因为阴阳俱虚固摄不住人体津液，导致津液无故流失。所以再用桂枝汤发汗就错了。

得之便厥，咽中干，烦躁，吐逆者。服用桂枝汤，出现了四肢厥逆，咽干，烦躁，呕吐，这都是人体进一步虚弱的表现，阳气太虚了，无法到达四末，致使四肢厥逆；咽干因阴液流失太多所致；烦躁因虚性亢奋；呕吐因人体胃肠阳气大虚，防御反射机制反转。此时，用甘草干姜汤以恢复胃肠阳气。若厥愈足温，再用芍药甘草汤。前文已述，桂枝、芍药相配一上一下，用过甘草干姜汤后，再用芍药甘草汤，就是向下补气补津液。如果服药后阳气恢复太过，胃气不和，出现胃热，就用少许调胃承气汤，以清热。如果继续重发汗复加烧针，那么阴阳枯竭，就要用四逆汤救命了。

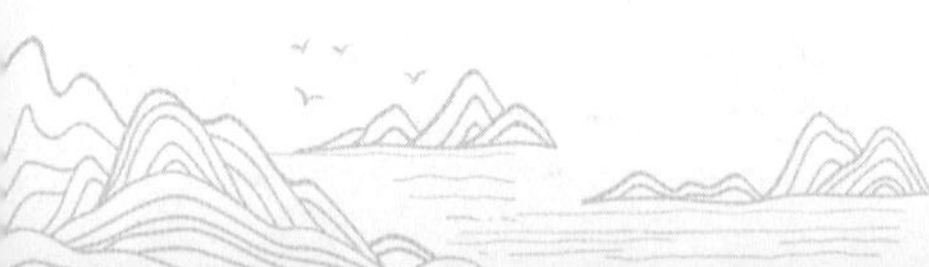

问曰：证象阳旦，按法治之而增剧，厥逆，咽中干，两胫拘急而谵语。师曰言夜半手足当温，两脚当伸，后如师言。何以知此？答曰：寸口脉浮而大，浮为风，大为虚，风则生微热，虚则两胫挛，病形象桂枝，因加附子参其间，增桂令汗出，附子温经，亡阳故也。厥逆咽中干，烦躁，阳明内结，谵语烦乱，更饮甘草干姜汤，夜半阳气还，两足当热，胫尚微拘急，重与芍药甘草汤，尔乃胫伸，以承气汤微溏，则止其谵语，故知病可愈。（30）

这一条是对上一条的补充说明，不过多解释。

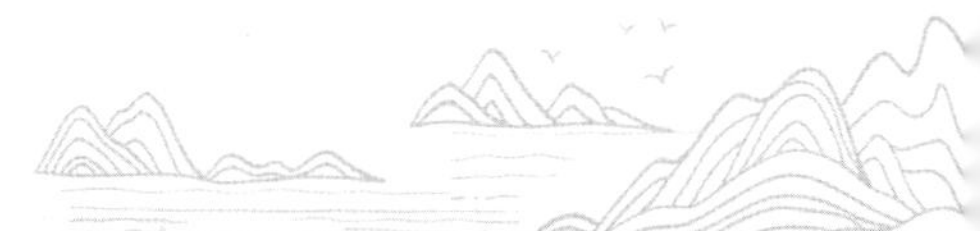

辨太阳病脉证并治（中）

并见太阳阳明合病法

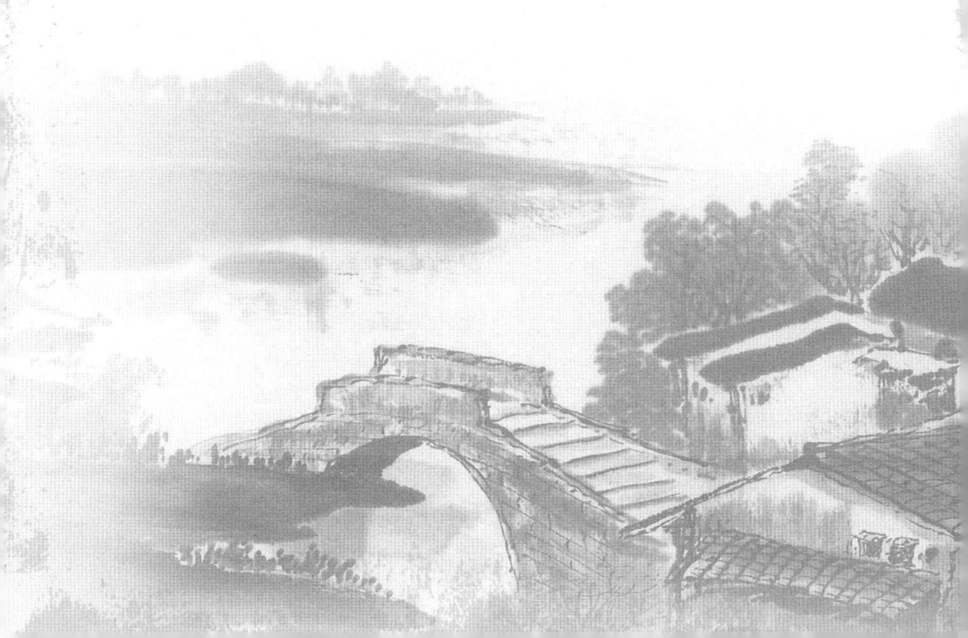

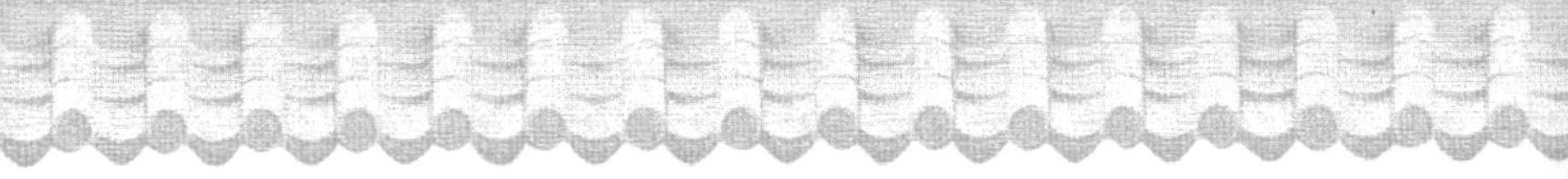

太阳病，项背强几几，无汗恶风，葛根汤主之。(31)

葛根汤方

葛根四两，麻黄三两（去节），桂枝二两（去皮），生姜三两（切），甘草二两（炙），芍药二两，大枣十二枚（擘）。

上七味，以水一斗，先煮麻黄、葛根，减二升，去白沫，内诸药，煮取三升，去滓，温服一升，覆取微似汗，余如桂枝法将息及禁忌。诸汤皆仿此。

此条主讲太阳病，表证中有无汗恶风，所以葛根汤方中有麻黄。

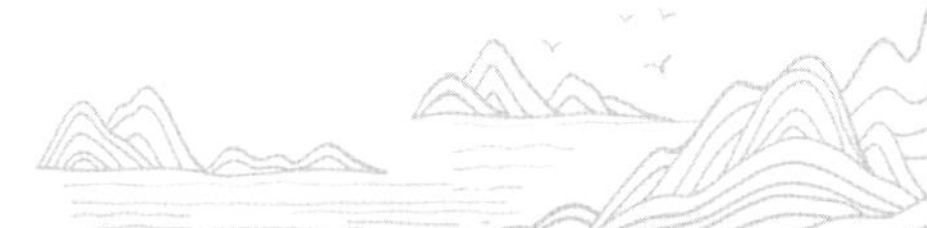

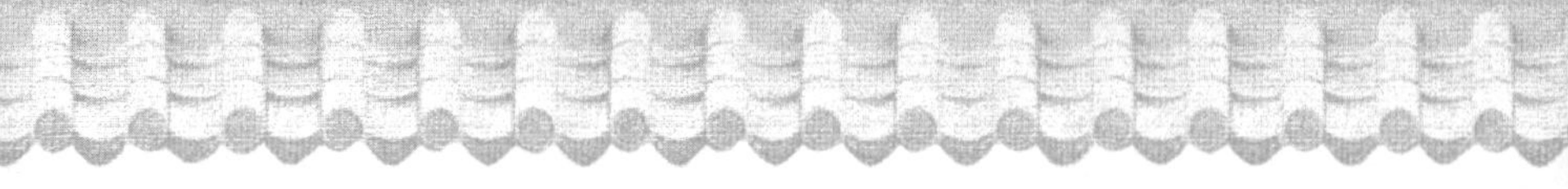

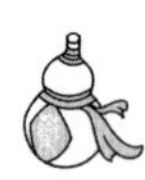

太阳与阳明合病者，必自下利，葛根汤主之。(32)

葛根汤中，葛根、麻黄、桂枝都是向上升的，加入生姜、大枣、炙甘草守中，只有芍药一味下行，这样的配伍可以治疗气机趋下的下利。

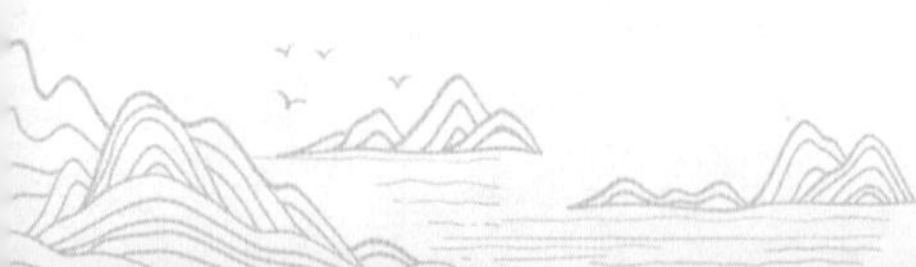

太阳与阳明合病，不下利，但呕者，葛根加半夏汤主之。(33)

葛根加半夏汤方

葛根四两，麻黄三两(去节)，甘草二两(炙)，芍药二两，桂枝二两(去皮)，生姜二两(切)，半夏半升(洗)，大枣十二枚(擘)。

上八味，以水一斗，先煮葛根、麻黄，减二升，去白沫，内诸药，煮取三升，去滓，温服一升。覆取微似汗。

一般认为半夏可以止呕化痰，加入葛根汤中，可以治疗太阳与阳明合病，不下利但呕者。但其实半夏还有调和阴阳的催化剂作用，这一作用，我会在半夏泻心汤条文中再细说。

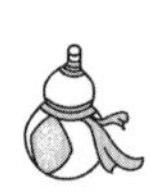

太阳病，桂枝证，医反下之，利遂不止，脉促者，表未解也，喘而汗出者，葛根黄芩黄连汤主之。(34)

葛根黄芩黄连汤方

葛根半斤，甘草二两(炙)，黄芩三两，黄连三两。

上四味，以水八升，先煮葛根，减二升，内诸药，煮取二升，去滓，分温再服。

此条中，葛根向上行，可升津液，黄芩、黄连一起向下行，清热利湿，这种配伍方式可以将医生误用攻下法所致的清浊不分的下利，通过上下拉动的方式恢复水液代谢正常运转，分清别浊，从而利小便实大便。

脉促，喘而汗出，都是虚性亢奋的表现，本方的配伍可以让诸药一起向下清热利湿。人体阴阳协调运转起来，疾病即可痊愈。

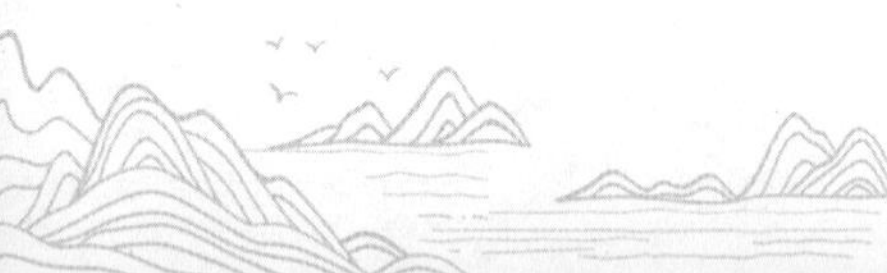

太阳病，头痛发热，身疼腰痛，骨节疼痛，恶风无汗而喘者，麻黄汤主之。(35)

麻黄汤方

麻黄三两（去节），桂枝二两（去皮），甘草一两（炙），杏仁七十个（去皮尖）。

上四味，以水九升，先煮麻黄，减二升，去上沫，内诸药，煮取二升半，去滓，温服八合。覆取微似汗，不须啜粥，余如桂枝法将息。

这一条病案中，病人无汗而喘，无汗导致肺气闭塞，是实喘。用麻黄强力打开闭塞的肺气才是正道。

麻黄汤里，麻黄向上向外升散，杏仁与之相配。杏仁可以宣降肺气，所以杏仁自身就是一种调和阴阳、调和上下的催化剂。

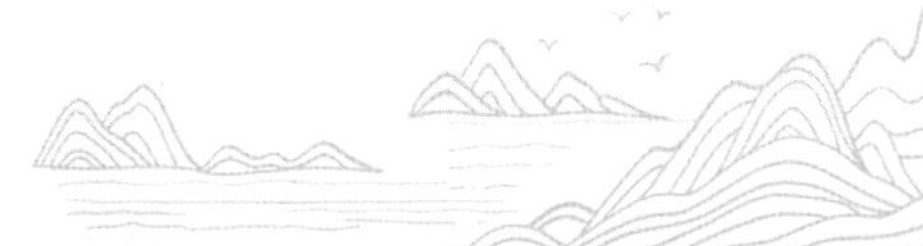

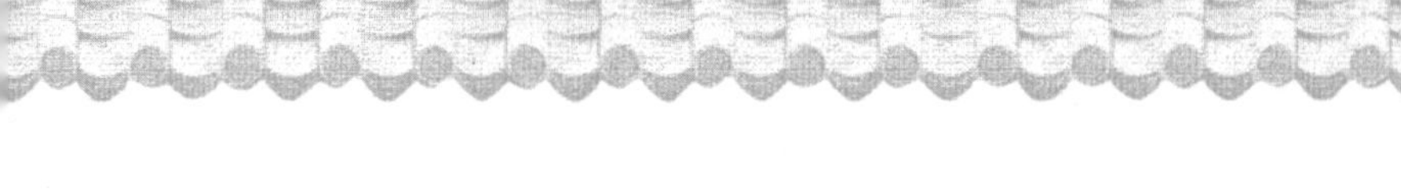

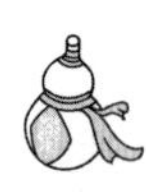

太阳与阳明合病，喘而胸满者，不可下，宜麻黄汤。（36）

喘而胸满，病自然在高位，病机向上，只能顺势而为，用麻黄汤宣发。不可逆病势而攻下，否则又会出现阳浮而阴弱的症状。

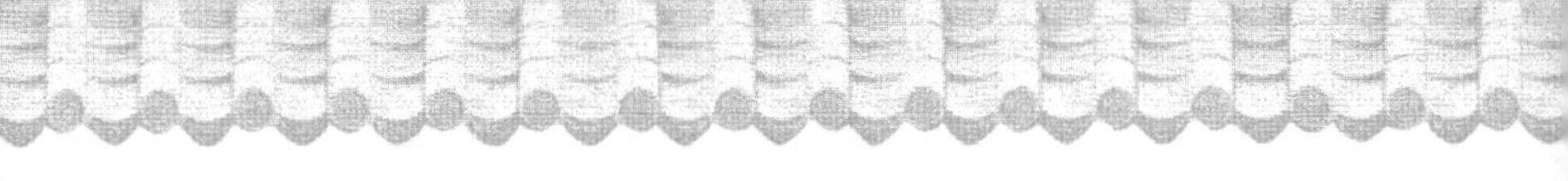

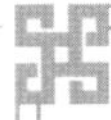

太阳病，十日以去，脉浮细而嗜卧者，外已解也。设胸满胁痛者，与小柴胡汤。脉但浮者，与麻黄汤。（37）

太阳病，阳浮而阴弱，如今脉浮细，说明阳弱阴也弱，阴阳自和必自愈，所以原文说外已解也。

胸满胁痛属少阳之症，用小柴胡。

脉仍浮，说明疾病的证型没变，可用麻黄汤原方。

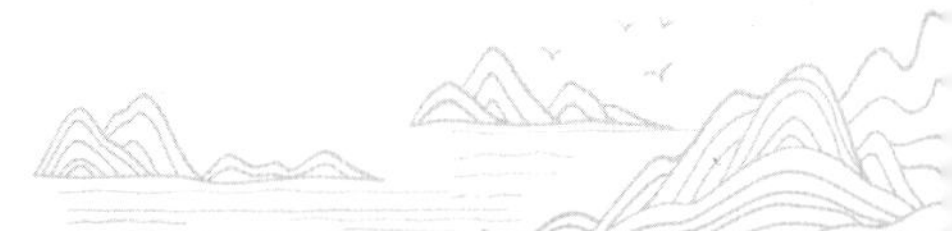

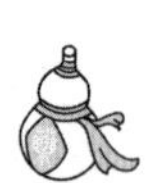

太阳中风，脉浮紧，发热恶寒，身疼痛，不汗出而烦躁者，大青龙汤主之。若脉微弱，汗出恶风者，不可服之。服之则厥逆，筋惕肉瞤，此为逆也。(38)

大青龙汤方

麻黄六两（去节），桂枝二两（去皮），甘草二两（炙），杏仁四十枚（去皮尖），生姜三两（切），大枣十枚（擘），石膏如鸡子大（碎）。

上七味，以水九升，先煮麻黄，减二升，去上沫，内诸药，煮取三升，去滓，温服一升，取微似汗。汗出多者，温粉粉之。一服汗者，停后服。若复服，汗多亡阳遂虚，恶风烦躁，不得眠也。

本条所列症状，除了麻黄汤证外，还有烦躁，所以，在麻黄汤原方中加入生石膏即可。

脉微弱、汗出恶风，为虚弱症状。用大青龙汤强行发汗，会使病人出大汗，阴阳俱虚。表现为四肢厥逆，筋肉跳动。此时的筋肉不自主跳动，是人体防御反射机制的外在表现，在人体虚弱的情况下，机体为了加强运动能力，产生不自主的筋肉跳动，意图从外界环境中获取资源自救，以便补虚。但这种筋肉跳动只是低级功能上的运动功能加强而已。

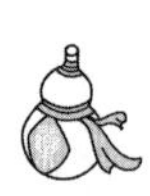

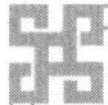

伤寒脉浮缓，身不疼但重，乍有轻时，无少阴证者，大青龙汤发之。(39)

这一条写的是大青龙汤证不典型症状，表面上看病人症状表现不严重，但内里却是外感风寒表实证合并内热，区别要点就是身体沉重。热病消耗人体物质基础，就会有身重。本条病人的症状不典型，临床还应该结合病人的其他症状表现才可做出判断。

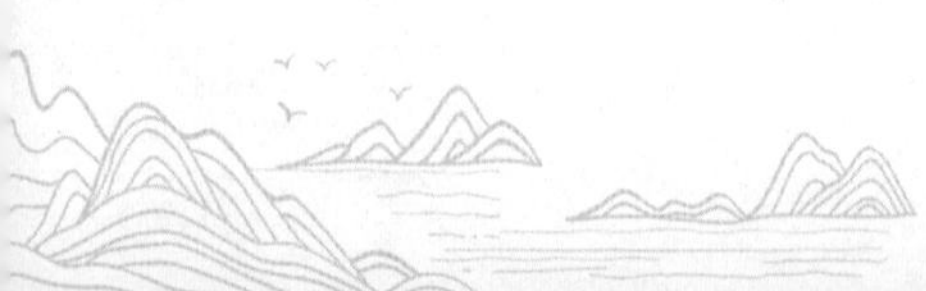

伤寒表不解，心下有水气，干呕发热而咳，或渴，或利，或噎，或小便不利、少腹满，或喘者，小青龙汤主之。（40）

小青龙汤方

麻黄（去节）、芍药、细辛、干姜、甘草（炙）、桂枝各三两（去皮），五味子半升，半夏半升（洗）。

上八味，以水一斗，先煮麻黄，减二升，去上沫，内诸药，煮取三升，去滓，温服一升。若渴，去半夏，加栝楼根三两；若微利，去麻黄，加荛花，如一鸡子，熬令赤色；若噎者，去麻黄，加附子一枚，炮；若小便不利，少腹满者，去麻黄，加茯苓四两；若喘，去麻黄，加杏仁半斤，去皮尖。且荛花不治利，麻黄主喘，今此语反之，疑非仲景意。

臣亿等谨按小青龙汤，大要治水。又按《本草》，荛花下十二水，若水去，利

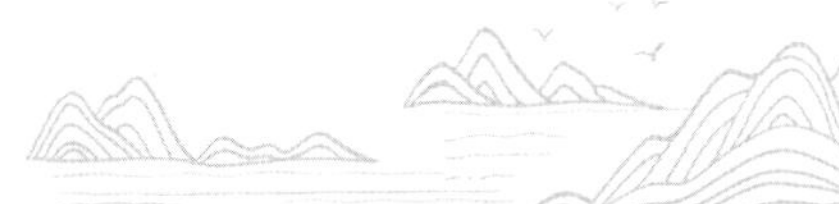

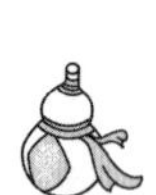

则止也。又按《千金》，形肿者应内麻黄，乃内杏仁者，以麻黄发其阳故也。以此证之，岂非仲景意也。

林亿说的对，小青龙汤，大要治水。伤寒表不解是指水无法出表，小便不利是水无法向下排出，说明肺主气、肾主水的功能都受损了。心下有水气，干呕，说明脾运化水湿的功能也受损了。

麻黄、桂枝、干姜等辛热药上升可配合五味子、芍药下降，加入半夏，有调和阴阳的作用。

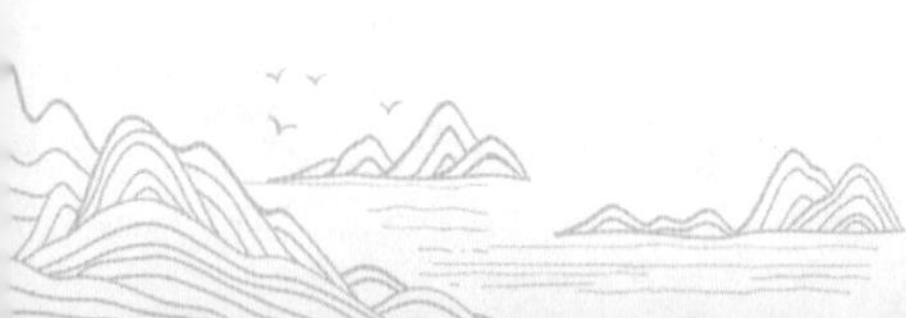

伤寒心下有水气，咳而微喘，发热不渴。服汤已渴者，此寒去欲解也。小青龙汤主之。（41）

心下有水气，所以机体为了祛除邪气，启动防御反射机制，表现为咳而微喘、发热。因为水邪的位置在心下，比较高，所以引发的防御反射都是向上向外的。

服用小青龙汤后，病人由发热不渴，转变为渴者，说明寒饮已消。

个人认为，人在健康的时候，任督周天是顺行的，所以人大小便通畅，便后有神清气爽的感觉。人在疾病状态下，往往会启动反转的防御反射机制将任督周天逆行。人是直立行走的，所以人解决问题的办法大多都是向上去。周天逆行就会引起向上的症状，比如：咳嗽，喘息，多汗，呕吐，发热，其他一些下降不及的症状也属于向上太过，比如：大便干、小便少、鼻塞等。本条中咳而微喘、发热不渴的症状皆为向上的症状。而服汤已渴者，说明欲饮水下行，周天逆行的向上症状解除，所以此寒去欲解也。

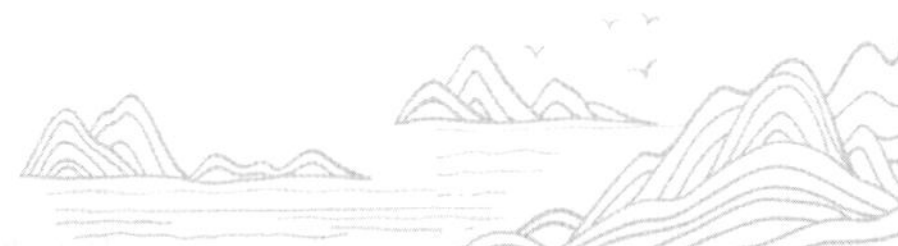

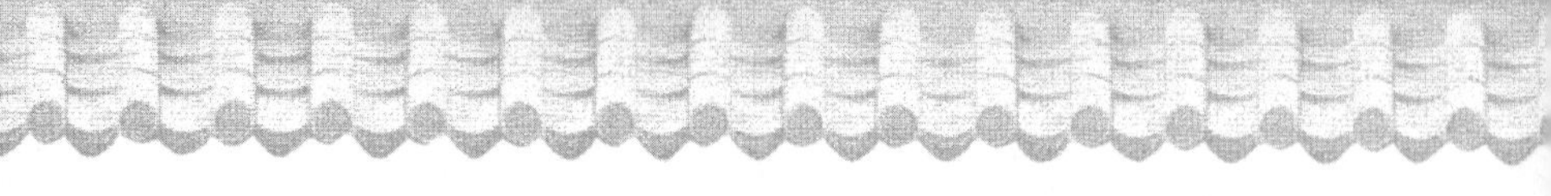

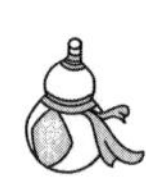

太阳病，外证未解，脉浮弱者，当以汗解，宜桂枝汤。(42)

这句话是对前文的再次表达。

太阳病，下之微喘者，表未解故也，桂枝加厚朴杏子汤主之。(43)

桂枝加厚朴杏子汤方

桂枝三两（去皮），甘草二两（炙），生姜三两（切），芍药三两，大枣十二枚（擘），厚朴二两（炙，去皮），杏仁五十枚（去皮尖）。

上七味，以水七升，微火煮取三升，去滓，温服一升，覆取微似汗。

本身就是阳浮而阴弱的太阳病表证，再用攻下之法，阴就更弱了。但是下元虚损应该不是微喘的原因，因为表未解故也，说明微喘是因为有表证，而不是因为下元虚损。其中的微字可以证明，因为下元虚损引起的喘一般不是微喘。

治疗微喘，也就是气息紊乱，仲景加用了厚朴和杏仁。前文中已提及，杏仁这味药宣肺降气，本身就是可上可下的药，配麻黄升散、配石膏清下都可以，这次配厚朴，可见又是一上一下，而且肺和大肠相表里，上下运转良好，阴阳就平衡了。

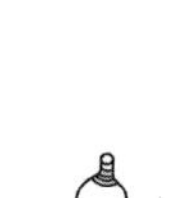

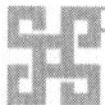

太阳病，外证未解，不可下也，下之为逆，欲解外者，宜桂枝汤。(44)

太阳病，先发汗不解，而复下之，脉浮者不愈。浮为在外，而反下之，故令不愈。今脉浮，故在外，当须解外则愈，宜桂枝汤。(45)

这两个条文明确说明太阳病表证不可以用下法，因为太阳病表证就是阳浮而阴弱，再用下法，会导致阴更弱阳更浮。

太阳病，脉浮紧，无汗，发热，身疼痛，八九日不解，表证仍在，此当发其汗。服药已微除，其人发烦目瞑，剧者必衄，衄乃解。所以然者，阳气重故也。麻黄汤主之。（46）

此条第一句所述症状唯一与麻黄汤证不同的，只有八九日不解一句。表证感冒一个礼拜一般就会康复，但目前已过八九天，却仍不解。服麻黄汤后，病证已有减轻，但病人却出现了发烦目瞑，说明诱发了机体防御反射机制。外邪袭表，人体必然调动气血向上向外来抗邪，所以阳浮而阴弱也是一种机体应对病邪的防御方式。防御反射过于亢奋，气血阳气集中于上，就会发烦目瞑，就会衄血，邪随血出而解。

仲景告诉我们，出现发烦目瞑、衄血，是因为阳气重。有八九日的郁结，说明外邪很强，病人本身阳气抵抗力也很强，所以引发了强烈的防御反射。

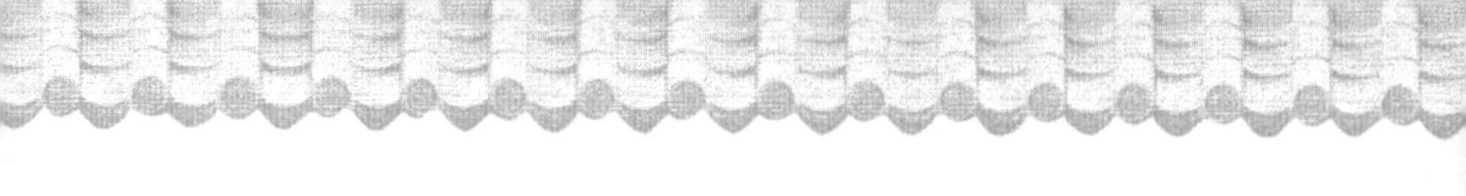

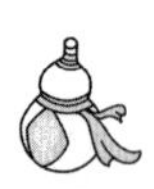

太阳病，脉浮紧，发热，身无汗，自衄者，愈。(47)

太阳病，脉浮紧，发热、无汗就是太阳伤寒的症状。后面说的自衄，是人体防御反射表现，这时的人体出现衄血就是为了祛除邪气，结果当然是自衄者愈。

二阳并病，太阳初得病时，发其汗，汗先出不彻，因转属阳明，续自微汗出，不恶寒。若太阳病证不罢者，不可下，下之为逆，如此可小发汗。设面色缘缘正赤者，阳气怫郁在表，当解之熏之。若发汗不彻，不足言，阳气怫郁不得越，当汗不汗，其人躁烦，不知痛处，乍在腹中，乍在四肢，按之不可得，其人短气，但坐以汗出不彻故也，更发汗则愈。何以知汗出不彻？以脉涩故知也。(48)

太阳病初得时，汗出不彻底，邪气祛除不利，进而向里发展到阳明，就会出现不恶寒、微汗出的症状。如果此时阳明里证还兼有太阳表证，就说明邪气没有完全入里，是不能用下法的。因为太阳病是阳浮而阴弱的，用下法阴就更弱了，阳更浮了，会出现坏症。这个时候，针对些许的剩余表证，少量发汗，引邪气出机表，是正确的。

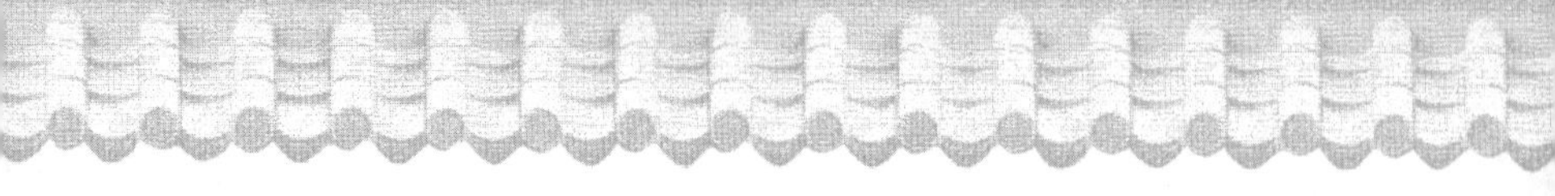

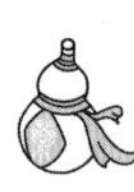

面色缘缘正赤，就是满面通红，仲景自己说是阳气怫郁在表所致。有表证，自然当解表，故当解之熏之。

如果是表证，若发汗不彻底，邪气存于体表肌腠中，当汗不汗，其人躁烦。躁烦，加上不知痛处，按之不可得，都属于全身症状，我在前文曾经说过，人体防御反射可以分几种，麻木、窒息、组织损伤和全身症状都是常见的。这种全身症状就是人体对抗体表之邪的防御反射。

其人短气但坐。一般表证的人，内里都虚。所以感冒的人，你让他去做体力活，肯定不行。

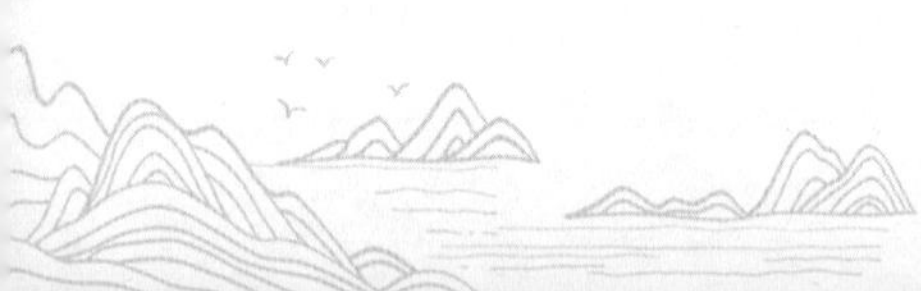

脉浮数者，法当汗出而愈。若下之，身重心悸者，不可发汗，当自汗出乃解。所以然者，尺中脉微，此里虚，须表里实，津液自和，便自汗出愈。(49)

太阳表证，阳浮而阴弱，需要发汗解表。如果用攻下之法，阴更弱，就会出现身重、心悸的症状。一般虚证，都会出现脉搏细速的症状。因为心脏功能弱，所以脉细，但是机体又需要更多的血液灌流，所以只能提高脉搏速率。仲景自己说，尺中脉微。这一点，我跟大家谈谈我自己的体会。一般看病摸脉，我都会摸摸病人的尺脉，有的病人尺部脉搏长，那么就不属于尺中脉微，这种病人肾气足，如果用攻下之法，也禁得住。有的病人尺部脉搏短，甚至摸不到脉，这种病人，就不能用攻下之法，因为他尺中脉微。脉搏长的与脉搏短的病人心脏发力方式不一样。心脏为五脏六腑之大主，只有五脏六腑功能正常，心跳才正常，只要有任一脏腑出了问题，心跳都会

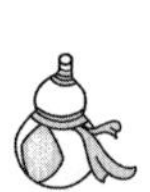

出现变化，这就是摸脉能测知五脏六腑病变的生理基础。尺中脉微，就是通过脉搏的长短，测知病人体内虚弱，所以仲景说此里虚。

如果表里实，那就是里不虚、表不虚，人体正气盛，体表之邪自然汗出而解。

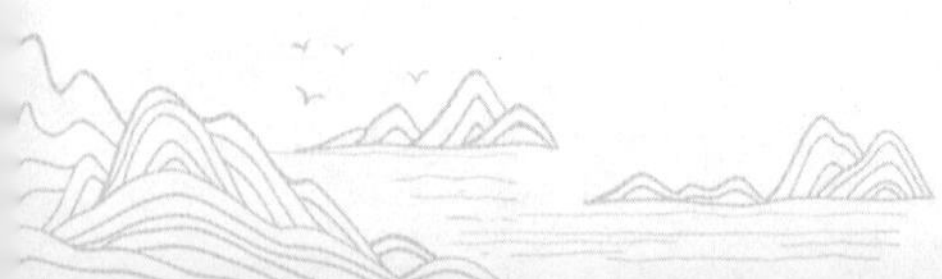

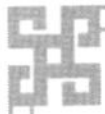

脉浮紧者，法当身疼痛，宜以汗解之。假令尺中迟者，不可发汗。何以知然？以荣气不足，血少故也。（50）

脉浮紧，为太阳伤寒之证，应该发汗。如果尺脉比较迟弱无力，说明心脏推动血液无力，那就不可发汗。仲景说，尺脉迟是因为血液量少。回心血量少，或者全血容量少，都会出现尺脉迟。心脏回心血量少，不足以推动血液灌流，那么强行发汗，必定损伤心脏，造成心悸、心慌等坏病。

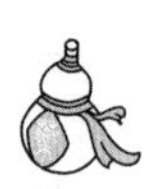

脉浮者，病在表，可发汗，宜麻黄汤。（51）

脉浮而数者，可发汗，宜麻黄汤。（52）

这两句意思浅显明晰，不再过多解释。

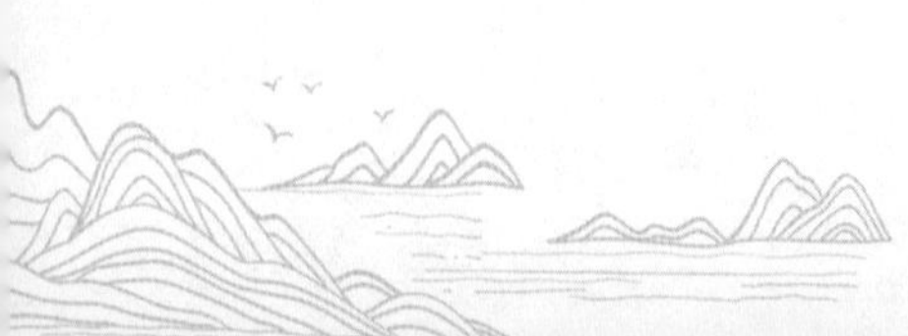

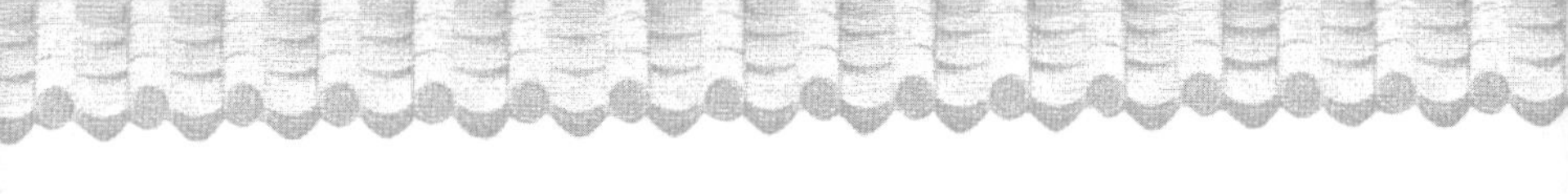

病常自汗出者，此为荣气和，荣气和者，外不谐，以卫气不共荣气谐和故尔。以荣行脉中，卫行脉外。复发其汗，荣卫和则愈，宜桂枝汤。（53）

常常自汗出的人，荣气和，但是外不谐，指的是与荣气对应的外部卫气不协调。因为后面说了，荣行脉中，卫行脉外，里外就是阴阳。既然是荣气、卫气不协调，那么发汗即愈。

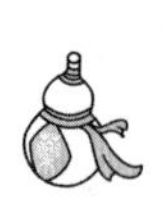

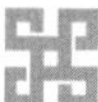

病人脏无他病，时发热，自汗出，而不愈者，此卫气不和也。先其时发汗则愈，宜桂枝汤。(54)

病人内脏无其他病，可是有时候会发热、自汗出，应该是人体卫气不调和之故。

先其时发汗则愈，即在发热自汗出之前先发汗，病就会痊愈。但如果汗出以后，人体已经虚弱，再发汗，那么对人体就不利了。

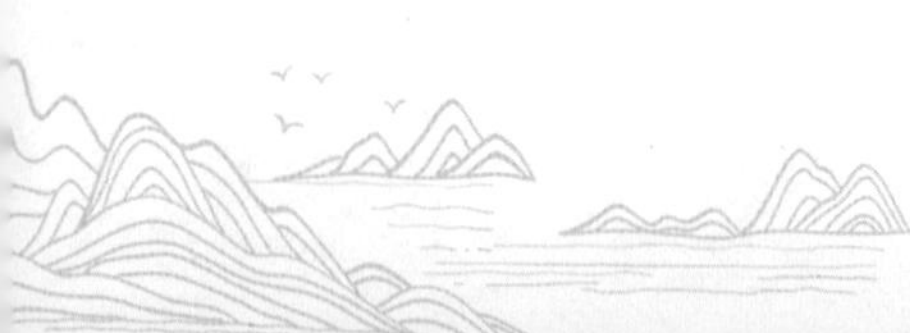

伤寒脉浮紧，不发汗，因致衄者，麻黄汤主之。(55)

太阳伤寒表证，即便出现鼻衄，仍旧可以用麻黄汤治疗。

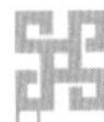

伤寒不大便六七日，头痛有热者，与承气汤。其小便清者，知不在里，仍在表也，当须发汗。若头痛者，必衄。宜桂枝汤。（56）

伤寒不大便六七日。病人只外感表证，出现六七天不大便，应该是饮食尚可。但六七天都没有大便，出现大便干燥，有积存的大便，就是自然的事了。加上病人有热证的表现，同时伴有头痛，因为任脉和督脉相连，上下相应，头部疼痛和下腹部的肠道就对应起来了。换句话说，肠道积便较多的话，大部分病人就会出现头痛症状。

其小便清者，说明病人没有内热，那么病不在里，是在表。换句话说，有六七日不大便的、小便清的，加头痛的就用桂枝汤解表。如果六七日不大便，有热证加头痛的，就用承气汤通便。

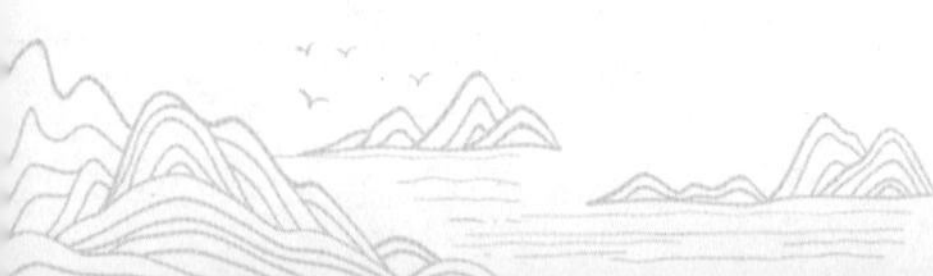

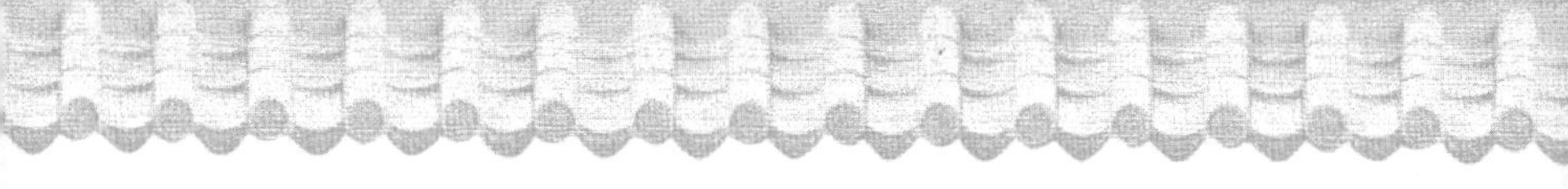

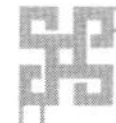

伤寒发汗已解，半日许复烦，脉浮数者，可更发汗，宜桂枝汤。(57)

疾病复发是很常见的，但是无论复发多少次，只要证型没变，原方治疗就一样有效。前文已述，《伤寒论》的方药都是一上一下相配的，只要人体存在上下关系，方药就管用。而阴阳关系，就是上下关系，只要是上下不协调（阴阳不协调），我都可运用相同的治疗方法。

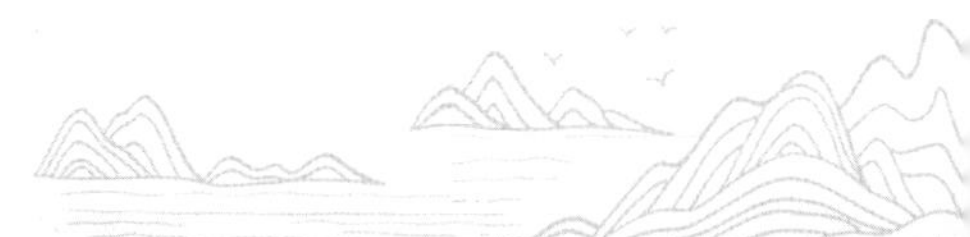

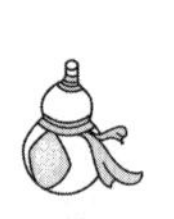

凡病若发汗、若吐、若下、若亡血、亡津液，阴阳自和者，必自愈。（58）

若发汗、若吐、若下、若亡血、亡津液，代表了人生存在自然界和社会上的各种侵害因素。而最后提出一个观点，阴阳自和者，必自愈。这个必字，就代表了人类对疾病的规律性认识。阴阳自和的和字，可以理解为平衡，也可以理解为阳浮而阴弱的反面，阴平阳秘。阳秘，就是阳不浮；阴平，就是阴不弱。

本条也可以反过来说，阴阳不和者，就会出现疾病。当然了，中医用阴阳涵盖一切矛盾对立双方，阴阳说起来有点“玄”，不如西医病名来得直接。比如诊断说明书上面写阴阳不和，就会让人感到疾病诊断不清。但如果诊断书上写电解质紊乱，或者神经功能失调，人们就会立刻明白。所以我向来认为，中西医各有长处，说对方不行的医生，就是因为他不了解对方的知识体系，所以才认为只有自己的是好的。中医是研究天地之道的。西药作为纯净均一的化学物质，其药力是非常强

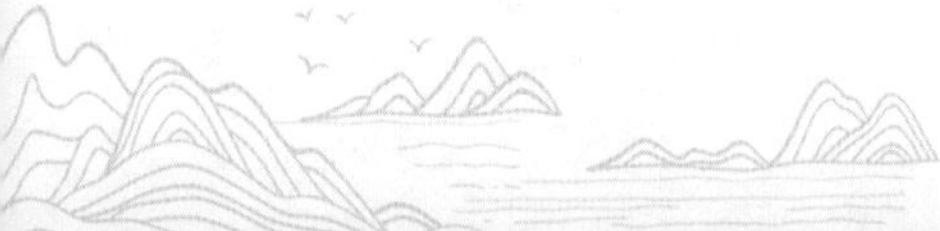

大的，也是中药比不了的。中医讲均匀则刚，万物一理。病人服用西药产生不良后果，是用药之人的错，其实不是西药的错。有的中医不懂西药的强大，就觉得西医不行，这种中医其实不是研究天地之道的，只是拿中医知识混饭吃的。同样，西医觉得中医不行，也是因为他不懂中医。实际上，《伤寒论》提出的阳浮而阴弱几乎是一切疾病的发病机理。比如有多种基础疾病的老年人，就会出现阳浮而阴弱，血液充盈在上半身，下半身血液少，表现为贫血。西医为了改善老年人贫血，给他输血，但输进去的血却不往病人下半身走，反而上冲入脑，老年人本来就有脑血管硬化的问题，这就容易导致老年人出现脑出血。但凡这种不懂中医医理的西医，大多都对中医持排斥态度。

这个阴阳自和者必自愈，还可以从更深层次理解。中医实际上追求的不是治疗疾病，追求的是阴阳自和。真正的中医，调整阴阳，也不会强行调整，而是创造条件让阴阳自和，这个“自”，就是顺应自然。有的西医自认为西药力量强大，看到病人有细菌感染，就会用抗生素将病人体内的细菌杀光，咽炎就好了。确实，抗生素用上了，细菌被杀光了。但是，抗生素说明书上的胃肠道副作用一栏写着：“恶心，呕吐，食欲不振，腹痛腹泻……”这些症状在中医里统称为脾寒。也就是说，抗

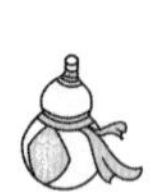

生素直接导致人体产生前面说的阳浮而阴弱的发病机制。有了恶心呕吐、食欲不振、腹痛腹泻的副反应，人体就会出现阴弱，也就是脾寒，下半身缺少血液及热量，使得上半身血液和热量偏多。上半身血液充盈，直接导致黏膜充血，引发结膜炎、鼻炎、咽炎、中耳炎、气管炎、肺炎等。使小肠温度下降，肠道菌群减少，抵抗力下降，抵御不了外来致病菌的入侵。此时，通过中药或者针灸、推拿，将人体上部多余的血液和热量引导输送回下部，恶心呕吐等一系列脾寒症状就会消失，阴弱也被逆转。同时，上半身血液过分充盈的阳浮也就消失了。这个时候，再配合使用一些抗生素，既不会产生胃肠道副作用，还能让西药强大的力量作用于阴阳平衡的人体上。所以，作为一名医生，中医也好西医也好，德要近佛。不仅仅指作为医生要慈悲为怀，更重要的是要有洞察一切的本领。中医追求的是阴阳自和，是人体顺应大自然规律的阴阳调和。这种阴阳自和，不会造成恶果，那么直接结果就是必自愈。但也不是必定马上自愈的意思，是告诉你最终一定会自愈，而且是很安全、没有恶果的自愈。这才是真正为医的慈悲心。中华优秀传统文化讲究和谐，而不是杀气越重越好。致病菌也有生存在自然界的权利，只不过去错了地方，引发了人体疾病，那么将它放对位置就好了嘛。只要不引发疾病，为什么非要杀死所有致病菌呢？

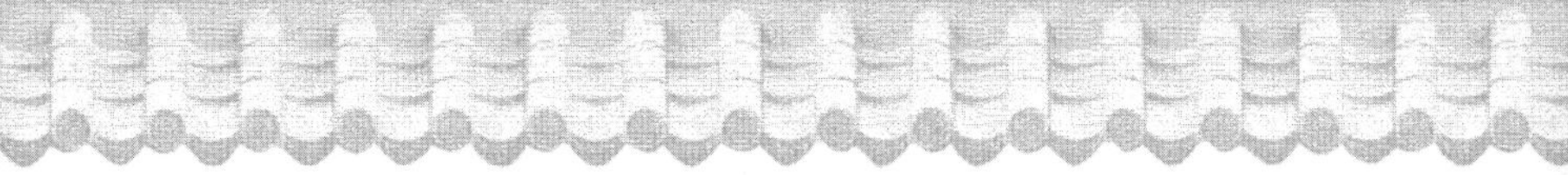

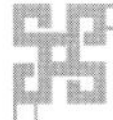

大下之后，复发汗，小便不利者，亡津液故也。勿治之，得小便利，必自愈。（59）

大下导致津液丢失多。复发汗，也会导致津液丢失多。使小便少，亡津液故也。

如果是缺少津液而致的小便少，无须治疗。仲景在其他的条文里有过多饮暖水的论述，如果病人不饮水，通过西医补液，病人也可以小便利，必自愈。

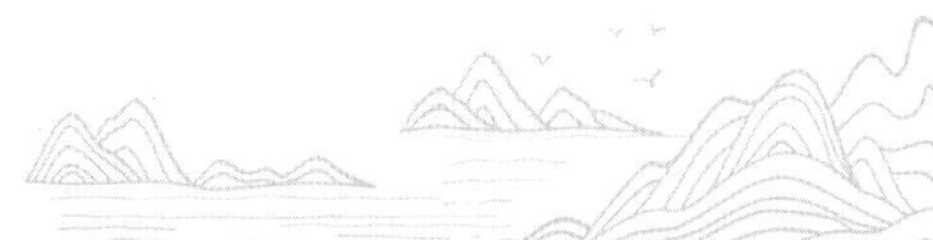

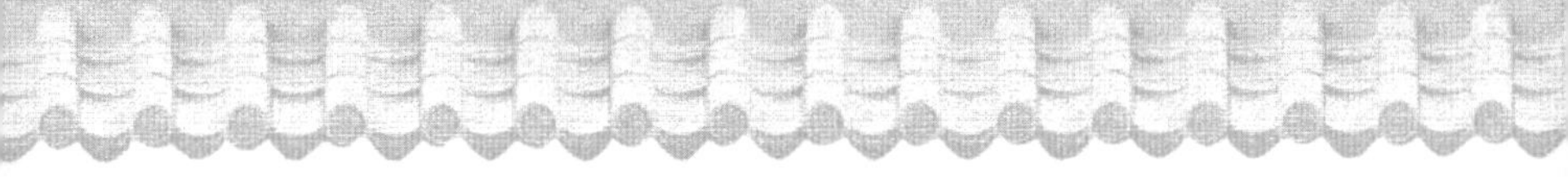

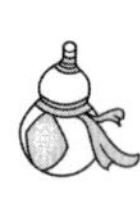

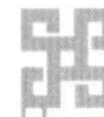

下之后，复发汗，必振寒，脉微细。所以然者，以内外俱虚故也。(60)

下法伤里，伤身体内部的阳气并导致津液丢失。发汗伤表，同时也会导致津液丢失。最终出现内外俱虚。那么症状表现呢，就是脉微弱、无力，表示阳气虚。脉形状细小，表示血液少，不能充盈。振寒，就是畏寒怕冷而出现的手足震颤。帕金森的震颤就是人体虚到极处产生的加强的低级功能，人体高级功能出现了损害，自动开启人体防御反射机制加强低级功能。也就是说，手足震颤就是一种低级的运动功能，它不能像人的高级运动功能一样很好地适应自然环境。

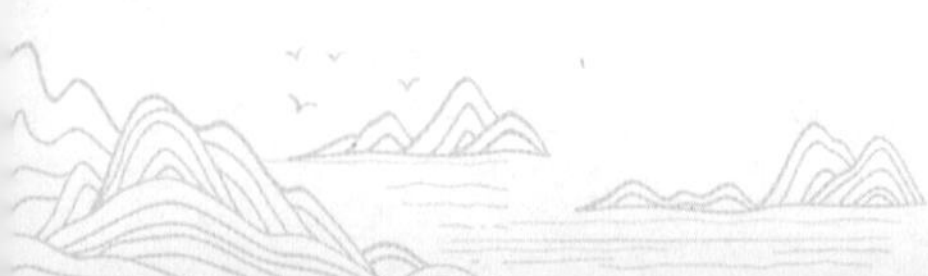

下之后，复发汗，昼日烦躁不得眠，夜而安静，不呕，不渴，无表证，脉沉微，身无大热者，干姜附子汤主之。(61)

干姜附子汤方

干姜一两，附子一枚（生用，去皮，切八片）。

上二味，以水三升，煮取一升，去滓，顿服。

下之后，复发汗。又发汗又攻下，导致阴阳两虚，心脏搏动无力，故见脉沉、微弱无力。白天烦躁，夜里安静，是因为白天人体基础代谢率高于夜间，人体内的物质基础薄弱，供应不起白天的高代谢率。所以人体会启动交感神经兴奋，让人烦躁一些，加速血液供应。到了夜里，人体基础代谢率下降，体内的物质基础可以供应代谢，人就安静下来了。

不呕不渴，说明病人没有出现少阳、阳明证。那么太阳证呢？条文中第一句就说到，下之后，复发汗，说明这个病人最

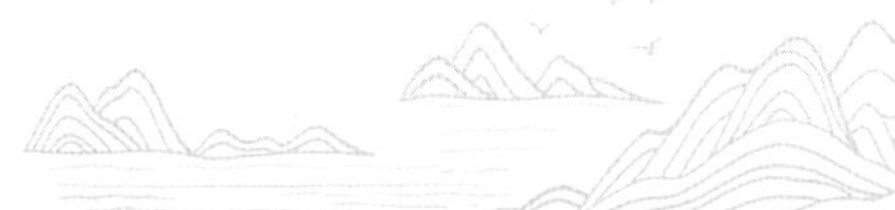

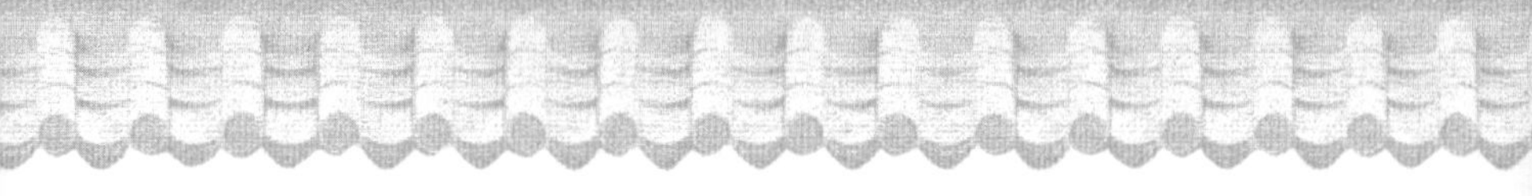

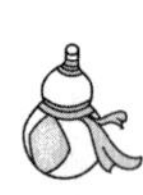

先出现的是太阳表证。误下、误汗后，太阳表证已经消失了，也未出现少阳、阳明证，说明病人不是三阳证，那么病人现在就属于阴证。

用干姜、附子两味热药，顿服。不用炙甘草，对应条文中的身无大热。说明机体对于阳虚的病理变化没有启动烦躁的防御机制，那么没有虚性亢奋，就不需要加炙甘草来收摄虚性亢奋。

发汗后，身疼痛，脉沉迟者，桂枝加芍药生姜各一两人参三两新加汤主之。(62)

桂枝加芍药生姜各一两人参三两新加汤方

桂枝三两（去皮），芍药四两，甘草二两（炙），人参三两，大枣十二枚（擘），生姜四两。

上六味，以水一斗二升，煮取三升，去滓，温服一升。本云，桂枝汤今加芍药生姜人参。

发汗可以引起阴液的耗散。所以，身疼痛和脉沉迟两个症状如果一起出现，就表明不是表证引起的身疼痛，而是阴血不足引起的身疼痛。血液不足，所以人体会将血液尽量供应内脏，以保证重要器官供血，体表缺血会引发防御反射，使体表通过疼痛抢夺血液。脉沉迟，说明心脏射血无力，全身血供差。这个时候用桂枝加芍药生姜各一两人参三两新加汤补血。桂枝汤原方就是阴药和阳药相配，促使阴阳自和。如今加大芍药用量，并增加人参，阴药增多与少量阳药相配，可增强补血力量。

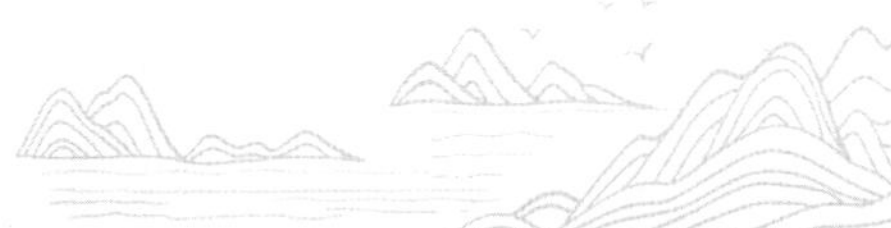

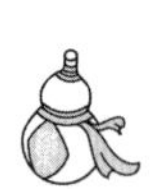

发汗后，不可更行桂枝汤，汗出而喘，无大热者，可与麻黄杏仁甘草石膏汤。（63）

麻黄杏仁甘草石膏汤方

麻黄四两（去节），杏仁五十个（去皮尖），甘草二两（炙），石膏半斤（碎，绵裹）。

上四味，以水七升，煮麻黄，减二升，去上沫，内诸药，煮取二升，去滓，温服一升。本云，黄耳杯。

本条文所述主要内容为麻黄杏仁甘草石膏汤证（麻杏石甘汤证）。因肺热、肺部充血，所以病人汗出而喘。无大热可以理解为热闭塞于内部，因而即便汗出，也要使用麻黄向外宣散内热。

麻杏石甘汤是伤寒名方，方中药物也是阴阳相配，其中麻黄向上向外宣散，石膏向下清内热。本方妙在用杏仁，杏仁可以宣降肺气，也就是说，杏仁本身又升又降，属于调和麻黄和石膏的催化剂。一般上焦有病的病人，我开方子常加杏仁调和阴阳。炙甘草也是调和阴阳的，并且可固护中焦。

发汗过多，其人叉手自冒心，心下悸，欲得按者，桂枝甘草汤主之。(64)

桂枝甘草汤方

桂枝四两（去皮）。甘草二两（炙）。

上二味，以水三升，煮取一升，去滓，顿服。

本条文主要论述发汗过多，损伤病人心阳。人体要出汗，必须靠心脏驱动，心脏如果射血无力，那么体表得到的血液必然少，无法出汗。所以，发汗过多，心脏鼓动过量，必将损伤心阳。叉手自冒心，就是双手手臂交叉捂住胸口，说明人体欲补救心脏衰弱，因而做出这种自发动作。心下悸，就是心中惶惶不安，其实就是心跳快而弱的表现。

桂枝甘草汤，可直接补心阳，相当于“强心针”。

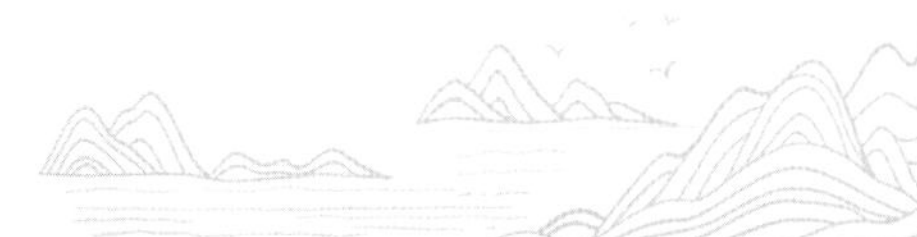

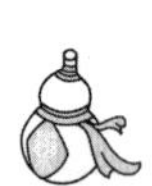

发汗后，其人脐下悸者，欲作奔豚，茯苓桂枝甘草大枣汤主之。（65）

茯苓桂枝甘草大枣汤方

茯苓半斤，桂枝四两（去皮），甘草二两（炙），大枣十五枚（擘）。

上四味，以甘澜水一斗，先煮茯苓，减二升，内诸药，煮取三升，去滓，温服一升，日三服。作甘澜水法，取水二斗，置大盆内，以杓扬之。水上有珠子五六千颗相逐，取用之。

发汗后，其人脐下悸者，说明发汗损伤了元阳，因为脐下就是关元、气海、丹田的部位。在解剖上，脐下就是小肠所处之处。心与小肠相表里，心脏伤则小肠损。

欲作奔豚，奔豚气是病人自觉有气由小腹冲向心胸，不能自主。实际上奔豚气就是人体的防御反射表现。因为元阳虚弱，如果病人此时静卧休息，就不会出现症状，但是病人仍然

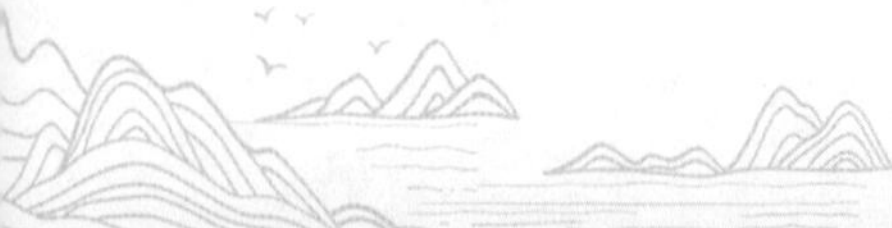

要进行活动，人体内物质基础与机体代谢不匹配，无法支撑，就会产生相应症状。

心与小肠相表里，所以心阳虚弱，脐下就悸动不安。茯苓桂枝甘草大枣汤中，桂枝、甘草可向上恢复心阳，茯苓利水渗湿，可向下将小肠处的水湿祛除，这就是上下对应，阴阳相配。恐小肠利水复加桂枝辛燥，加大枣，固护中焦阴液。

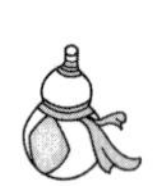

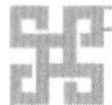

发汗后，腹胀满者，厚朴生姜半夏甘草人参汤主之。（66）

厚朴生姜半夏甘草人参汤方

厚朴半斤（炙，去皮），生姜半斤（切），半夏半升（洗），甘草二两（炙），人参一两。

上五味，以水一斗，煮取三升，去滓，温服一升，日三服。

发汗后，腹胀满，提示读者，发汗不当可以使病人脾胃虚弱。当然，也可能是别的因素，造成了脾胃虚弱。

厚朴生姜半夏甘草人参汤里面的半夏，善调阴阳。生姜加厚朴，生姜可以加强胃肠功能，厚朴促气下行，有助于恢复病人食欲。不像时医，一提促进食欲，就用山楂、麦芽、鸡内金。

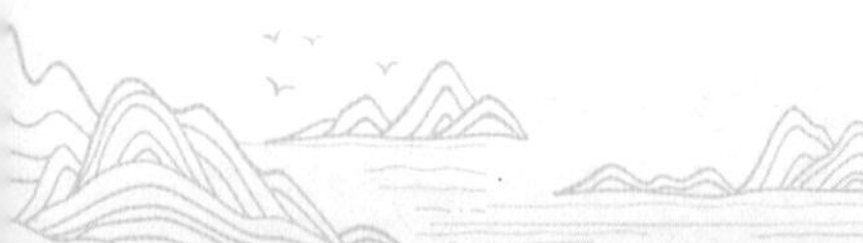

伤寒若吐、若下后，心下逆满，气上冲胸，起则头眩，脉沉紧，发汗则动经，身为振振摇者，茯苓桂枝白术甘草汤主之。(67)

茯苓桂枝白术甘草汤方

茯苓四两，桂枝三两（去皮），白术、甘草（炙）各二两。

上四味，以水六升，煮取三升，去滓，分温三服。

伤寒若吐、若下后，意思就是伤寒病人通过吐法和下法后，内外俱虚，同时也告诉我们，病人已经经历过吐法、下法，目前没有外邪或者肠胃实邪。

由于误用了许多伤害人体正气的手段，病人根元被伤，为了调和人体物质基础不足与正常生活水平需要之间的矛盾，人体启动调节反应。但是，加强的只是低一层次的运动能力，所以出现了震颤，即身为振振摇者。气上冲胸，起则头眩，也就是人体上部为了多获得一些气血而出现了症状。

茯苓桂枝白术甘草汤（苓桂术甘汤）组方中，桂枝、甘草可补阳气，以恢复机体物质基础。加茯苓、白术，茯苓可向下利水渗湿，白术可向上布散水气而健脾利湿。

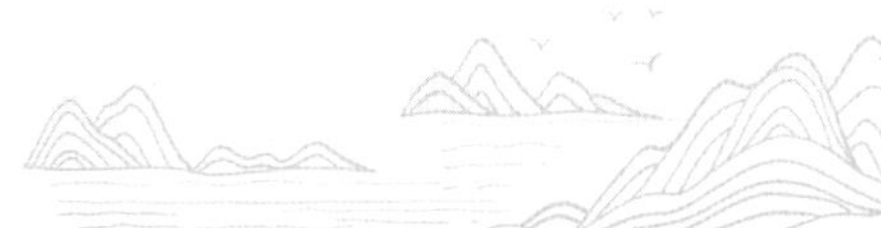

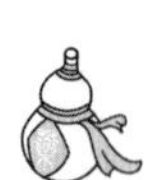

发汗，病不解，反恶寒者，虚故也，芍药甘草附子汤主之。（68）

芍药甘草附子汤方

芍药、甘草（炙）各三两，附子一枚（炮，去皮，破八片）。

上三味，以水五升，煮取一升五合，去滓，分温三服。疑非仲景方。

发汗后，病不解，反而出现恶寒，虚故也，就是阴阳两虚，用芍药甘草附子汤。

这个方子里，芍药、甘草配伍可补阴，附子、甘草配伍可补阳，阴药阳药相配，甘草还可调和阴阳。

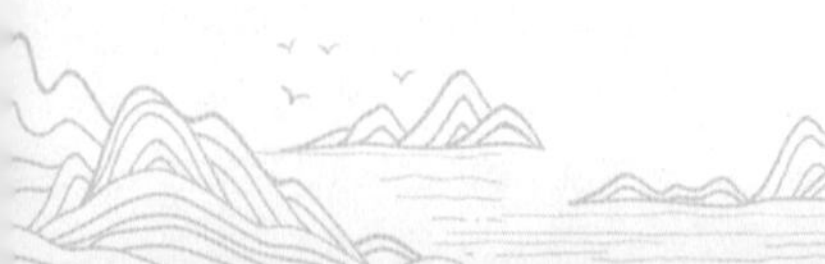

发汗，若下之，病仍不解，烦躁者，茯苓四逆汤主之。（69）

茯苓四逆汤方

茯苓四两，人参一两，附子一枚（生用，去皮，破八片），甘草二两（炙），干姜一两半。

上五味，以水五升，煮取三升，去滓，温服七合，日二服。

条文提到发汗，若下之，有两个意思，一表病人内外皆虚，二表病人里邪和表邪都已经被祛除干净了。

经过发汗和攻下，病仍不解，说明病人还是阴阳两虚。烦躁表明人体处于虚性亢奋状态，是人体的防御反射反应。所以虚性亢奋状态，经常见于大虚之人。

茯苓四逆汤，是四逆汤加茯苓、人参。茯苓有下行的作用，和附子相配，也属上下相配。人参有补气作用，加强了补充气血的作用。

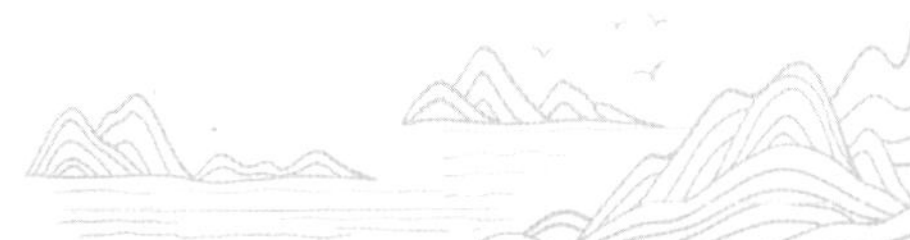

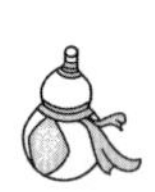

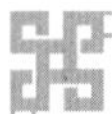

发汗后恶寒者，虚故也。不恶寒，但热者，实也。当和胃气，与调胃承气汤。（70）

调胃承气汤方

芒硝半升，甘草二两（炙），大黄四两（去皮，清酒洗）。

上三味，以水三升，煮取一升，去滓，内芒硝，更煮两沸，顿服。

发汗过重可以导致病人阳气受损。出现恶寒，说明病人阳虚。这种情况因发汗太过，消耗阳气太多所致。

也有发汗后仍属实证的人，因为发汗丢失水分多，大便就干燥了，这一点在仲景书中叫作胃中干。对于发汗后虚证者，前文已有论述。本条文针对的是无表邪、不恶寒、只有热证者，治法依旧遵循阴阳自和必自愈大法，用调味承气汤和胃气。

调味承气汤的组方是大黄、芒硝加炙甘草。发汗后，不恶寒，但热，说明病人表证没了，也没有内虚寒，但热，说明有内热，用少量芒硝润燥，加大黄推导、炙甘草和胃，就可以调整阴阳平衡了。

太阳病，发汗后，大汗出，胃中干，烦躁不得眠，欲得饮水者，少少与饮之，令胃气和则愈。若脉浮，小便不利，微热消渴者，五苓散主之。(71)

五苓散方

猪苓十八铢(去皮)，泽泻一两六铢，白术十八铢，茯苓十八铢，桂枝半两(去皮)。

上五味，捣为散，以白饮和服方寸匕，日三服，多饮暖水，汗出愈。如法将息。

太阳表证，发汗不当，出现大汗，导致胃中的水分减少。水分少了，就是阴分少了，所以，阳相对过剩，病人就会出现烦躁不得眠。若病人发汗后，想要喝水，此处仲景特别提出不能大水漫灌，要少少与饮之，也就是少量频繁饮用。如果是通阳温阳，一般要多饮暖水，也就是多喝热水，多出汗。如果是清内热，就要小口饮凉水，频繁饮用，一点点滋润。假设，温

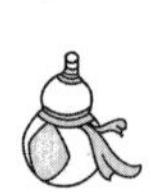

阳通阳喝热水只少少与之，根本起不到多饮暖水汗出而愈的效果。如果清内热喝凉水是大口喝，一次性大水漫灌，那么肯定会伤脾胃之阳气，造成腹痛腹胀。所以，仲景提出的喝热水和喝凉水的不同方法，也含有阴阳自和大法的意思。举两个例子，一个是我的同学，他在卧室里放了一个冰箱，每天晚上睡觉前，都要从冰箱里拿凉啤酒大口喝个够，他后来得了上消化道出血，经抢救才好。另一个例子是我的同事，怀孕时得了咽炎，因为怕抗生素对胎儿有影响，所以没用抗生素，后来嗓子疼如刀割，问我怎么办。我说，你去吃冰激凌吧，冰激凌对胎儿不会有影响。她听我的吃了后嗓子就好了。第一个例子，就是大口多喝冰啤酒，导致阴阳不和。第二个例子是内热，用冰激凌来调和阴阳，病愈。

如果发汗后，病人出现脉浮，表明病没好。脉浮微热，说明机体欲驱邪外出，在兴奋机体功能。口渴加小便不利，说明水湿内停。所以用五苓散化气利水。

五苓散中，茯苓、白术一上一下相配，桂枝向上，泽泻加猪苓利尿向下，如此配伍，机体代谢能够运转起来，加多饮暖水助阳气。方后注中言明汗出愈，但其实代谢一旦运转起来，小便也会通利。

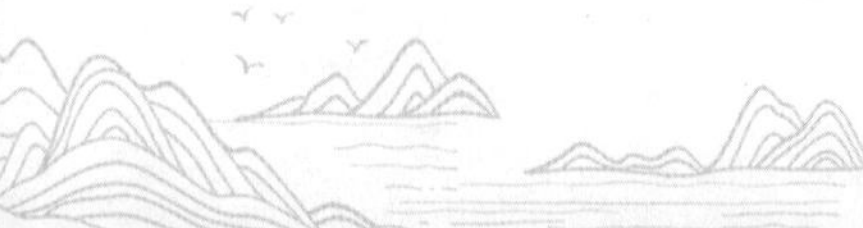

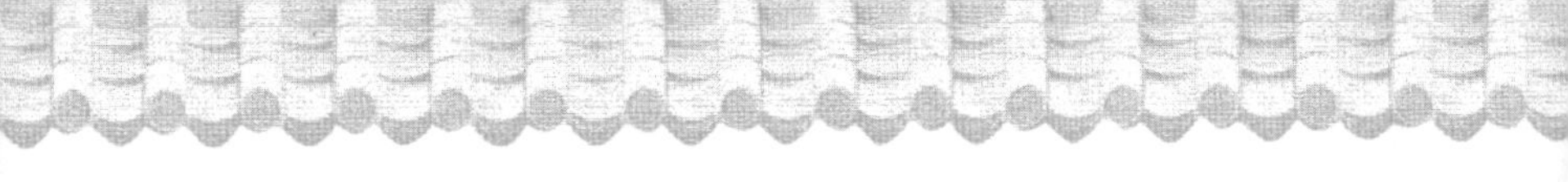

发汗已，脉浮数，烦渴者，五苓散主之。(72)

本条文大意是，因发汗不当，造成水湿内停，机体欲驱湿外出，启动了防御机制。气有五种基本功能：推动、温煦、气化、固摄和防御。防御机制就是正气的功能之一，所以出现脉象浮数，病人烦躁。

烦渴，说明体内停留的无用水比较多，而有用的水少，所以渴。这个时候就需要五苓散化气利水。

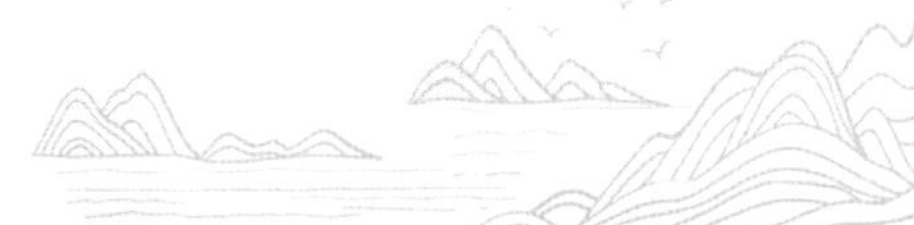

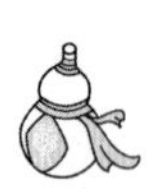

伤寒汗出而渴者，五苓散主之；不渴者，茯苓甘草汤主之。（73）

茯苓甘草汤方

茯苓二两，桂枝二两（去皮），甘草一两（炙），生姜三两（切）。

上四味，以水四升，煮取二升，去滓，分温三服。

汗出而渴，是中焦脾胃未受影响故仍然知渴，所以判断为水停下焦，用五苓散。五苓散里面有猪苓、泽泻，可利尿。汗出不渴，说明水停中焦，所以用茯苓甘草汤。

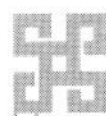

中风发热，六七日不解而烦，有表里证，渴欲饮水，水入则吐者，名曰水逆，五苓散主之。（74）

太阳中风表证，有六七天了，依旧发热不解，这时就要找找原因了。后文点明，原因为水逆，水湿停留于内部，外感表证未好，所以说有表里证。水湿停留之水为不可利用之水，体内缺乏可利用之水，所以渴欲饮水。但因水湿停留在内部，人体的防御反射要将水湿驱逐到体外，所以出现吐及烦的症状，以将水湿从呕吐及发汗而出。这种水湿停留的现象，用五苓散化气利水是可以的。

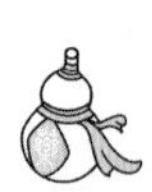

未持脉时，病人手叉自冒心，师因教试令咳，而不咳者，此必两耳聋无闻也。所以然者，以重发汗，虚故如此。发汗后，饮水多必喘，以水灌之亦喘。（75）

重发汗，就是反复使用发汗之法，导致病人过度发汗。发汗需要心脏射血有力，肾脏提供津液，方能使脉浮，体液鼓动到体表作汗外出。反复过度使用发汗之法，必将使心肾功能由兴奋转为衰弱，所以出现病人手按心脏、耳聋等心肾阳虚症状。

发汗后，心肾阳气处于刚刚兴奋过后的衰减阶段，此时多饮水，体内必然无阳气来化水，所以发汗后，饮水多必喘，以水灌之亦喘。为什么喘呢？还是因阳浮而阴弱。心肾阳虚指人体根元衰弱，必然导致阳浮，表面上看是肺里气充足，其实无力呼出，形成喘证。

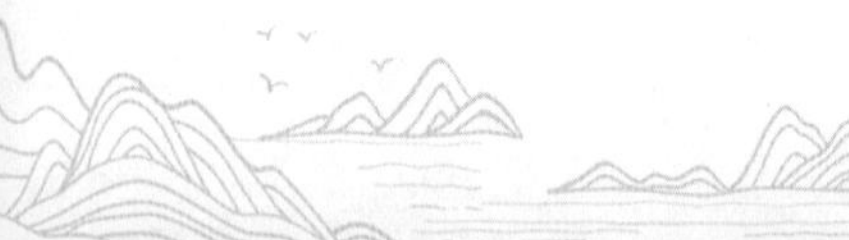

发汗后，水药不得入口为逆，若更发汗，必吐下不止。发汗吐下后，虚烦不得眠，若剧者，必反复颠倒，心中懊侬，栀子豉汤主之；若少气者，栀子甘草豉汤主之；若呕者，栀子生姜豉汤主之。(76)

栀子豉汤方

栀子十四个(擘)，香豉四合(绵裹)。

上二味，以水四升，先煮栀子，得二升半，内豉，煮取一升半，去滓，分为二服，温进一服，得吐者，止后服。

栀子甘草豉汤方

栀子十四个(擘)，甘草二两(炙)，香豉四合(绵裹)。

上三味，以水四升，先煮栀子、甘草，取二升半，内豉，煮取一升半，去滓，分二服，温进一服，得吐者，止后服。

栀子生姜豉汤方

栀子十四个(擘)，生姜三两，香豉四合(绵裹)。

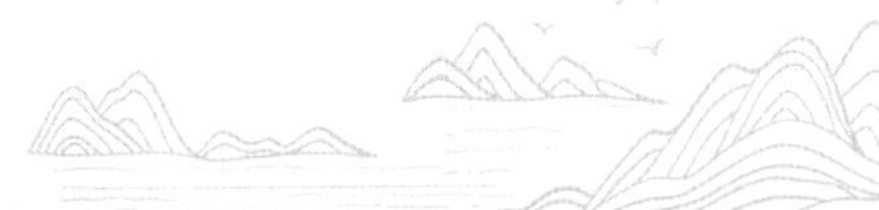

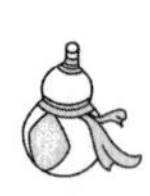

上三味，以水四升，先煮栀子、生姜，取二升半，内豉，煮取一升半，去滓。分二服，温进一服，得吐者，止后服。

栀子向下清热利湿，香豉轻清向上解表。本方仅仅两味药，缺少了居中斡旋的半夏或者杏仁调和阴阳。如此一来，势必引起一上一下两种药在体内无法融合。所以方后说明，得吐者，止后服。而之所以不加半夏斡旋调和上下，恰恰是仲景的高明之处，利用栀子、香豉上下不交融之性，以引起呕吐，来散除病人体内的虚烦和余热。仲景利用药物的副作用，来达到治疗目的。

发汗若下之，而烦热胸中窒者，栀子豉汤主之。（77）

本条提出发汗若下之，表明已使用了汗法和下法。用过汗法和下法后，表里邪气都被攻伐而泄，此时如果病情变成烦热胸中窒，说明并无表里实邪，只有虚热留扰，因而适用栀子豉汤。

烦热胸中窒，表阳浮，热邪积于人体上部。

用栀子豉汤，栀子、香豉上下配合，将阳浮转化为阴阳自和。

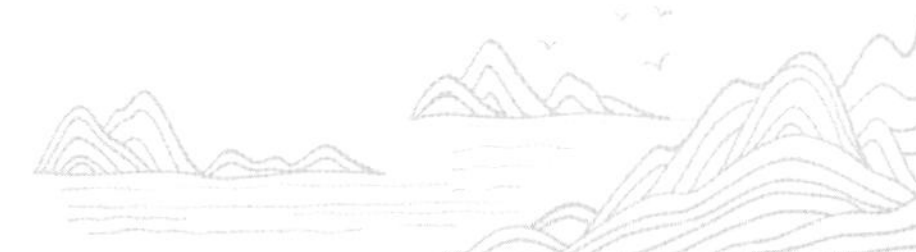

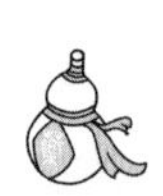

伤寒五六日，大下之后，身热不去，心中结痛者，未欲解也，栀子豉汤主之。(78)

本条文中病人患伤寒表证，五六天不解，医生甚为着急，用了大下之法，但未能见效。虽然伤寒五六日不解，但在表证没有变的情况下，仍然应该用汗法。不适当的下法，会导致里虚，引起表邪内陷，出现身热不去、心中结痛的症状。

大下之后，必然没有里实，所以只剩下虚热，形成胸中窒、心中结痛。人体内脏由植物神经控制，不受主观意识控制。比如一个人没办法强制自身加快肠蠕动。但是，如果一个人能够更多地感受到内脏感觉，就有助于病愈。比如到了空气清新的森林，人往往不自主地深吸一口气，感觉到清新空气沁人心脾，这就是一种内脏感觉，对人体有好处。那么现在有了邪热，人体防御反射机制启动，加强内脏感觉，所以，人就感觉到胸中窒，心中结痛。

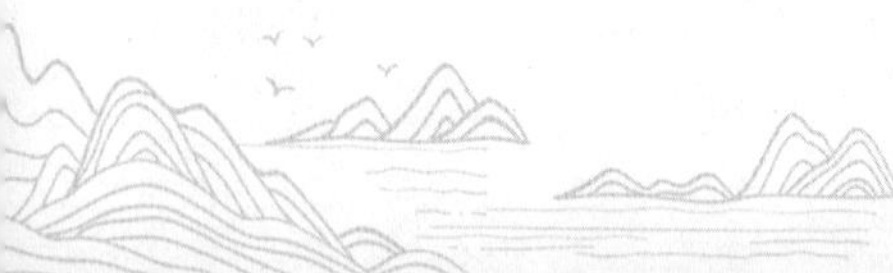

伤寒下后，心烦腹满，卧起不安者，栀子厚朴汤主之。（79）

栀子厚朴汤方

栀子十四个（擘），厚朴四两（炙，去皮），枳实四枚（水浸，炙令黄）。

上三味，以水三升半，煮取一升半，去滓，分二服，温进一服，得吐者，止后服。

本条文中的伤寒因表证误下，出现心烦腹满，卧起不安，说明腹内有热。如果心烦和胸中窒、懊恼结合在一起，就表明病位在胸中。现在心烦和腹满结合一起，说明病位在腹部。而且卧起不安，表明肠中有热，类似承气汤证。但是结合栀子厚朴汤方药，说明病人没有有形的大便，只有无形的热在肠中。所以，也要泻火除烦，将小承气汤方中的大黄去掉，换成栀子，配成除无形肠热的方子。我们从前面几条条文和本条文中可以看出，病位在胸中，就顺势用呕吐之法，病位在肠中，就顺势用泻法。

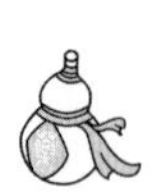

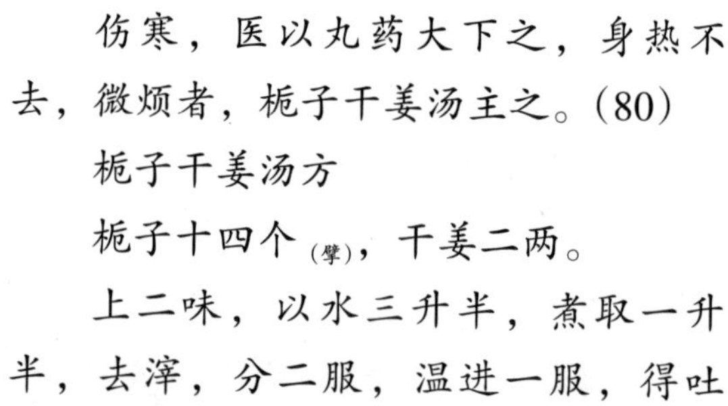

伤寒，医以丸药大下之，身热不去，微烦者，栀子干姜汤主之。(80)

栀子干姜汤方

栀子十四个（擘），干姜二两。

上二味，以水三升半，煮取一升半，去滓，分二服，温进一服，得吐者，止后服。

伤寒表证，误用下法，而且用攻下力量很强的丸药，必然导致里虚。一般大下之后，都会损失津液，损伤阳气。所以，身热不去也属于大下后阴弱导致阳浮。微烦，可以由脾寒引起，一般是虚性亢奋，也可以由胸中之虚热造成。从栀子干姜汤的方药组成看，用栀子是因为确实有上热；用干姜，是因为栀子苦寒，干姜辛热，两味药本来是难以融合在一起的，所以方后注说，这两味药合用会导致呕吐，而呕吐恰恰可以清上焦虚热，这种利用药物副作用来治病的机理，确实棋高一着。如果不想让病人产生呕吐，那么方中加半夏调和阴阳即可。

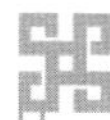

凡用栀子汤，病人旧微溏者，不可与服之。（81）

栀子苦寒清热，不适用于脾寒病人。反过来说明，脾寒之人如果需要用栀子，就要配合使用干姜。

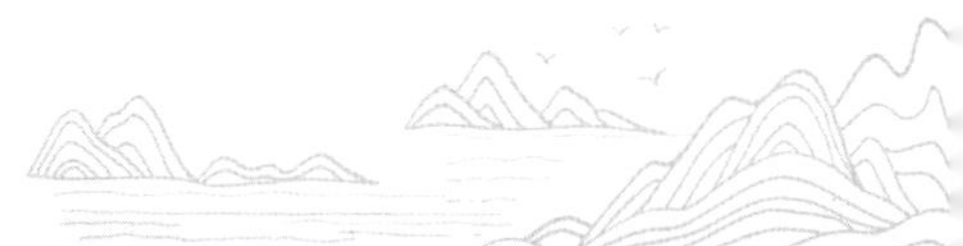

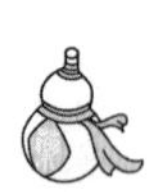

太阳病，发汗，汗出不解，其人仍发热，心下悸，头眩，身瞤动，振振欲擗地者，真武汤主之。(82)

真武汤方

茯苓、芍药、生姜(切)各三两，白术二两，附子一枚(炮，去皮，破八片)。

上五味，以水八升，煮取三升，去滓，温服七合，日三服。

本条所论述的症状表现属真武汤证。人群中有一大类病人具有同样的病理机制，即阳虚水泛。这类病人具有相同的症状，比如心悸，但不是持续心悸，而是在上台讲话表演，或接触陌生人的时候，出现心跳加快，紧张不能自主，或站立不稳，就像条文中说的，紧张到肢体颤动像要摔倒在地上一样。

真武汤证实际上就是病人下元阳虚，人体供应机体代谢生存的物质基础不足，所以机体欲自我保护而产生调节反应，就会出现心跳加速、头晕、手抖等一系列症状，以求加强一部分身体功能。

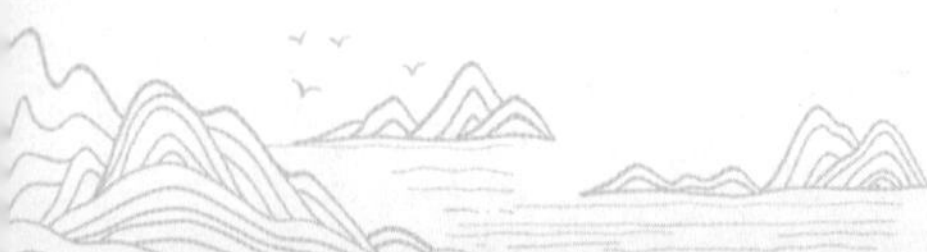

咽喉干燥者，不可发汗。（83）

淋家，不可发汗，发汗必便血。（84）

疮家，虽身疼痛，不可发汗，汗出则痓。（85）

这几条所述主要是发汗的禁忌证。咽喉干燥，说明病人阴虚火旺，此时体内阴液匮乏，如果强行发汗，必定阴液更亏，加重症状。

小便淋漓涩痛的病人，属于下焦湿热，应该向下清利湿热，如果此时发汗，属于逆病势而治，必然使症状加重。

身体有疮疡的病人，也包括身上长皮疹的病人，属于阴阳两虚。一般身上皮肤有了疮疡或者皮疹，都是人体内脏为了避免受邪，动用投射的防御机制，通过皮肤表现出来，方便机体祛除邪气到体外。而且，皮肤病证不会危及生命。内脏脾胃虚弱的人才易起皮疹，长疮疡。所以，对于内脏虚弱的里虚之人，不能发汗，发汗则里更虚，易产生全身僵硬、角弓反张的痓证。

衄家，不可发汗，汗出必额上陷，脉急紧，直视不能眴，不得眠。（86）

中医讲血能载气，所以失血的人，阳气虚，心跳快而弱，器官功能不良。如果对失血的病人强行发汗，必然耗竭身体动力之源，并使血容量更加减少。出现额上皮肉塌陷，是因为脱水，使皮肤及皮下组织干瘪凹陷。因为血容量不足，所以机体为了供应代谢需要，要加快心跳。人体血容量不足，头部缺血，所以，眼睛转动不利。

血容量不足，病人不能进入深睡眠，因为没有深睡眠的物质基础。睡眠是阴阳协调的产物，阴血不足，阴阳失衡，怎么能睡好呢。

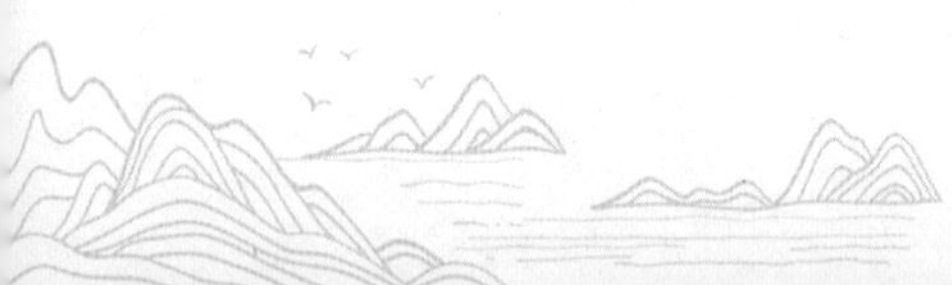

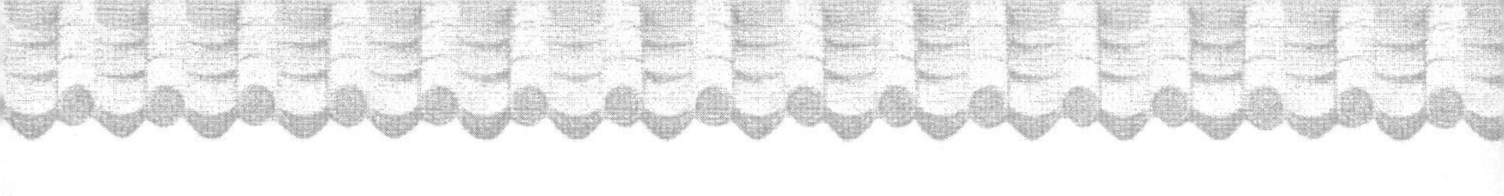

亡血家，不可发汗，发汗则寒栗而振。（87）

亡血家，就是失血过多的人，血容量不足，会出现阴虚，使阳气更弱。

强行发汗，就会出现血液物质基础更加不足的症状，怕冷、身体抖动，就是机体物质基础损失了以后引发的人体防御反射。

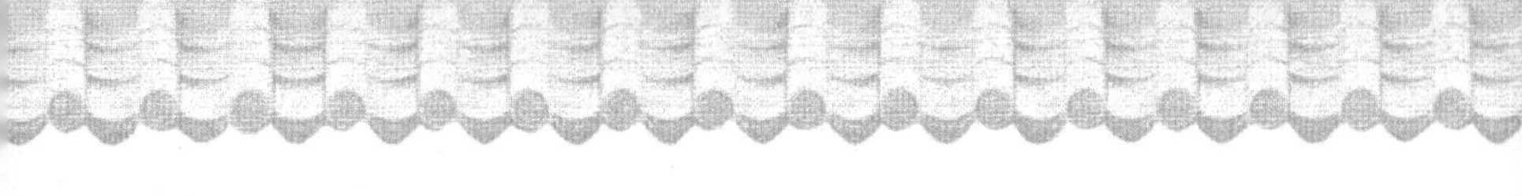

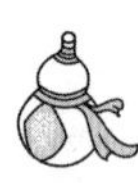

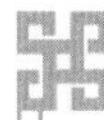

汗家，重发汗，必恍惚心乱，小便已阴疼，与禹余粮丸。（88）方本阙。

多汗的人，阴阳两虚，如果再强行发汗，必然耗竭心肾动力，使心脏虚损，恍惚心乱。小便已阴疼，说明肾虚，津液阳气等物质基础不足，然后产生了调节反应，阴疼是一种防御反射，是为了应对物质基础不足的。比如心肌缺血的时候会产生胸痛。

禹余粮丸方现已缺失。但按常规推论本方应是补足心肾动力的阳药与滋养津液的阴药相配。

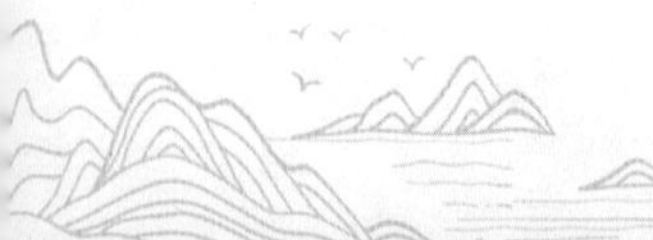

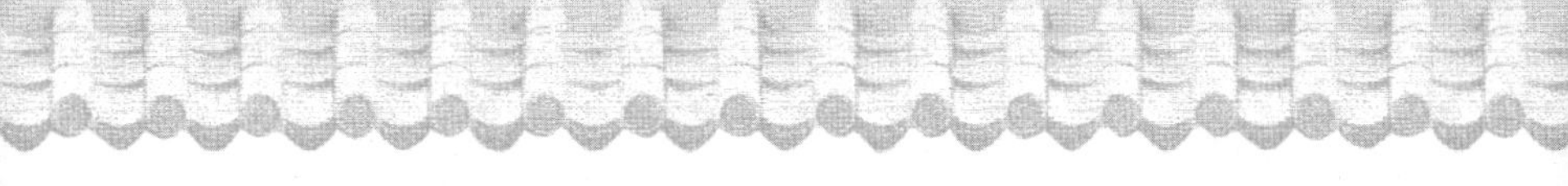

病人有寒，复发汗，胃中冷，必吐蚘（蛔）。（89）

病人有了蛔虫，肠内营养被蛔虫所吸收，必然导致小肠虚寒。这个时候如果发汗的话，就会影响心肾动力及消耗小肠津液物质基础，使小肠更加虚寒，肠道内的蛔虫无法获得足够营养，必然蹿上导致吐蛔。

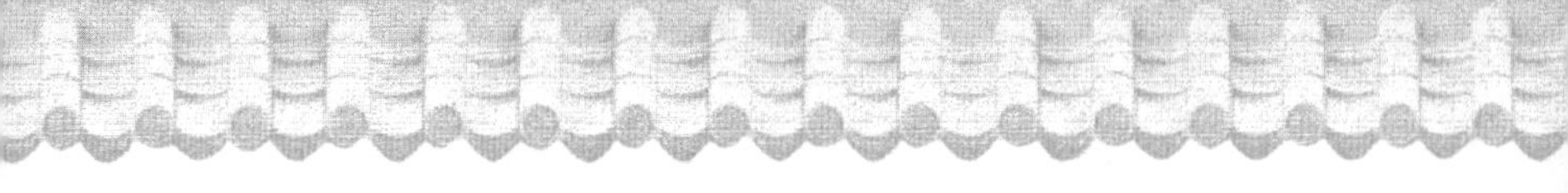

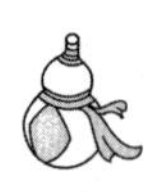

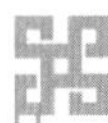

本发汗，而复下之，此为逆也；若先发汗，治不为逆。本先下之，而反汗之，为逆；若先下之，治不为逆。（90）

此条文论述汗下次序。如果病人所得为表证，则应该先发汗。如果用下法，病人本身阳浮而阴弱，会使病人阴更弱，导致变证。如果病人所得为里证，则应该先用下法。如果里证用了汗法，不仅虚其表，还会导致病人抵抗力更加不足，里证更难祛除。

伤寒，医下之，续得下利，清谷不止，身疼痛者，急当救里；后身疼痛，清便自调者，急当救表。救里宜四逆汤，救表宜桂枝汤。（91）

本条第一句伤寒，提示病人为表证，表证不当下，误下之后，导致腹泻不消化食物，同时出现身体疼痛。此时仲景告诉我们，不能再发表了，再发表就会使里虚更加严重，腹泻更重，身疼更不止。所以急当救里，用四逆汤温里。用了四逆汤后，二便调和，说明里虚已经好转，若此时仍然有身体疼痛的表证，再用桂枝汤发表。

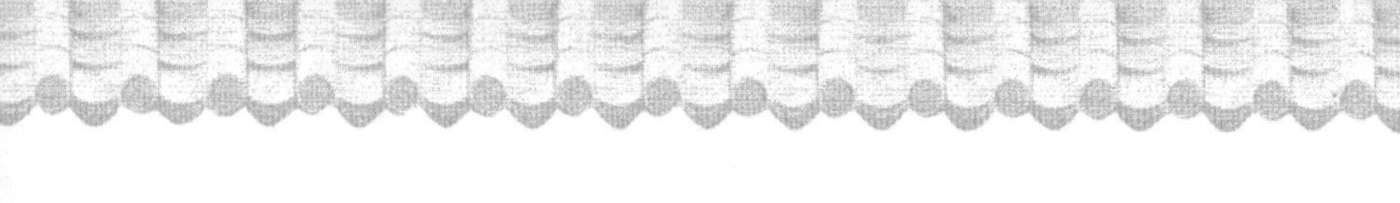

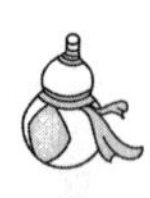

病发热头痛，脉反沉，若不差，身体疼痛，当救其里，四逆汤方。(92)

病发热头痛，大多数是表证感冒。但是感冒病人应该脉浮，本条中病人却脉沉，所以条文中说反沉。若不差，加上身体疼痛，说明不是表证引起的身体疼痛，不然经尽当愈，再加上脉沉的体征，说明病人的发热头疼，身体疼痛，属里阳虚，当救其里。用四逆汤，治疗虚阳外越引起的发热、头疼和身体疼痛。

太阳病，先下而不愈，因复发汗，以此表里俱虚，其人因致冒，冒家汗出自愈。所以然者，汗出表和故也。里未和，然后复下之。(93)

《伤寒论》反复说过汗下次序，以及汗下失序的危害，这一条也是。先下不愈的原因，就是误用攻下，汗下失序，造成表里俱虚。

其人因致冒，冒就是目眩晕昏蒙，是一种防御反射。因为里虚较重，故引发的防御反射比较激烈。一般冒家，都是阳浮而阴弱，汗出后，表和，所以阳浮好转，那么头痛头眩就好了，所以说冒家汗出自愈。

如果仍有里未和，再用下法。

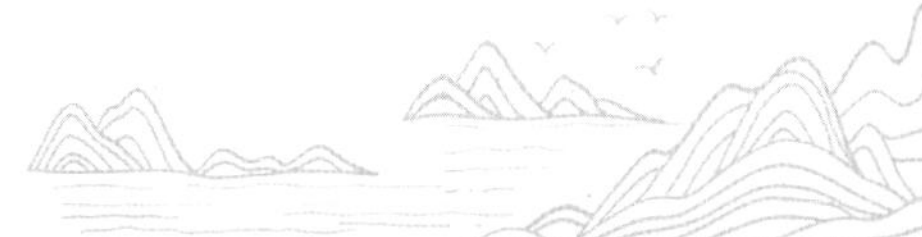

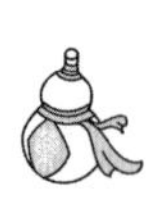

太阳病未解，脉阴阳俱停（一作微），必先振栗汗出而解。但阳脉微者，先汗出而解，但阴脉微（一作尺脉实）者，下之而解。若欲下之，宜调胃承气汤。(94)

这一条是讲脉深伏不见的症状表现。阴阳俱停，说明两手脉寸关尺皆深伏不见。要想发汗愈病，就必须先振栗。人体振栗是产热的，大量产热以后，心肾动力强了，就可以发汗。脉深伏不见，并不表示阳气大虚，而是机体在鼓动阳气作汗的前兆。就像退几步再跳远，能跳的更远一样。

阳脉微和阴脉微也是同样的机理。阳脉微，阳为表，表气郁闭，浮取或者寸部脉隐伏不见，故先汗出而解。阴脉微，是沉取或者尺部脉隐伏不见，代表里气实，故下之而解。

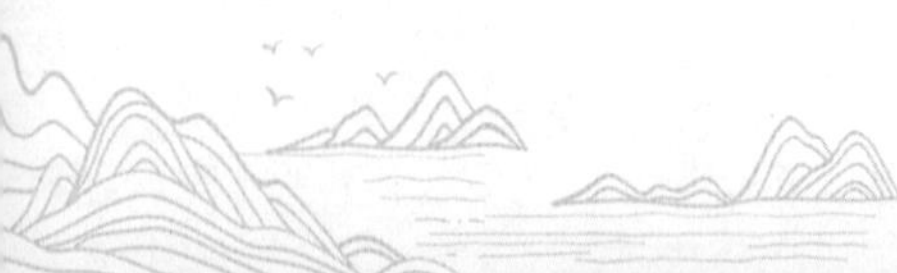

太阳病，发热汗出者，此为荣弱卫强，故使汗出，欲救邪风者，宜桂枝汤。（95）

本条文再次强调了太阳表证阳浮而阴弱，可以具体表现为荣弱而卫强。

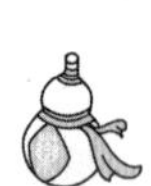

伤寒五六日中风，往来寒热，胸胁苦满，嘿嘿不欲饮食，心烦喜呕，或胸中烦而不呕，或渴，或腹中痛，或胁下痞鞕(硬)，或心下悸，小便不利，或不渴、身有微热，或咳者，小柴胡汤主之。(96)

小柴胡汤方

柴胡半斤，黄芩三两，人参三两，半夏半升(洗)，甘草(炙)、生姜(切)各三两，大枣十二枚(擘)。

上七味，以水一斗二升，煮取六升，去滓，再煎取三升，温服一升，日三服。若胸中烦而不呕者，去半夏、人参，加栝楼实一枚；若渴，去半夏，加人参合前成四两半，栝楼根四两。若腹中痛者，去黄芩，加芍药三两。若胁下痞硬，去大枣，加牡蛎四两。若心下悸，小便不利者，去黄芩，加茯苓四两。若不渴、外有微热者，去人参，加桂枝三两，温覆微汗愈。

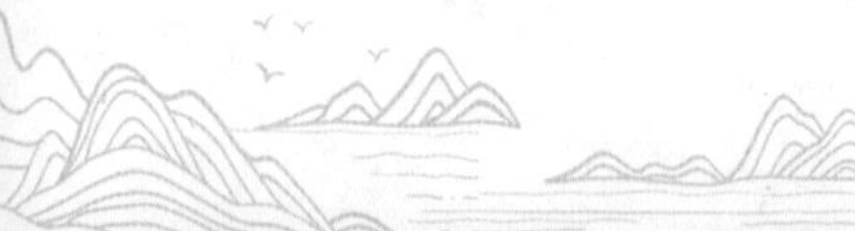

若咳者，去人参、大枣、生姜，加五味子半升，干姜二两。

伤寒五六日，正属于一个小的五运六气周期末尾，病情面临要么好转要么进一步发展的境况。此时出现条文中列举的种种症状，都是阴阳不和的表现。少阳为枢，居于身体侧面中线，属于阴阳之中点，具有调和阴阳两端的作用。除阴极和阳极之外，中为第三极。

为了调中，疏解少阳枢机不利，小柴胡汤进行了科学的组方架构。其中半夏具有调和阴阳的功能。柴胡和黄芩，分别属寒性和热性，两种药物成分混杂在一起需要催化剂，半夏就是催化剂，因为半夏可以调和阴阳。剩下的人参、生姜、大枣、炙甘草，都是补益脾胃的。另外，中医配药好比道士炼丹，腹部可以看作炼丹炉鼎。人参、炙甘草、生姜、大枣为加热炉鼎的柴火。寒药、热药、催化剂在炉鼎中加热，进行化学反应，最终，达成阴阳调和的状态，从而使疾病痊愈。之后要讲到的半夏泻心汤也是这种架构。

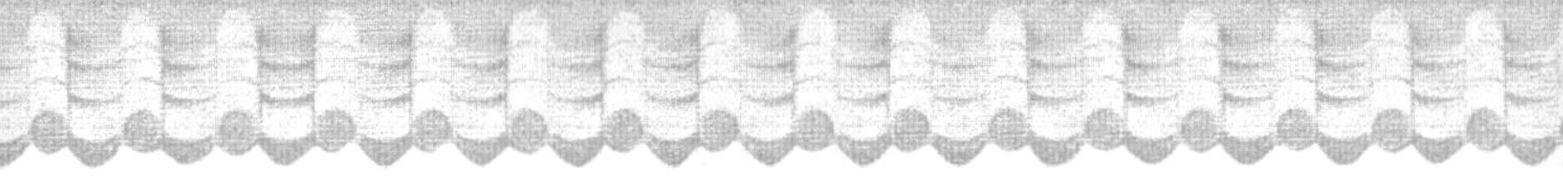

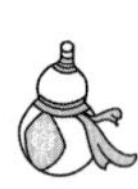

方后加减用药种类众多，无非是以催化剂为主，根据病情的阴证和阳证，随证调整阴药和阳药的比例，主体架构组方原则并没有变。

半夏这味药，作为化学反应的催化剂，可以见于《伤寒论》的很多方子里，最典型的就是竹叶石膏汤。按理说竹叶石膏汤是治疗余热未尽、气阴两伤的，不需要温热的半夏，只因半夏在竹叶石膏汤中的作用并非化痰，而是催化剂，用来调和诸药的。

血弱气尽，腠理开，邪气因入，与正气相搏，结于胁下。正邪分争，往来寒热，休作有时，嘿嘿不欲饮食，脏腑相连，其痛必下，邪高痛下，故使呕也。小柴胡汤主之。服柴胡汤已，渴者，属阳明，以法治之。（97）

血弱气尽，说的是小柴胡汤少阳证的本质，气血不足基本上是所有疾病的本质。因为气血不足，机体防御功能下降，就会腠理开，使外邪侵入。邪气从外入侵，机体调动物质资源与邪气抗争，就会产生往来寒热、嘿嘿不欲饮食等症状。又因为脏腑相连，所以外来邪气在表，在高位，机体本来血弱气尽，此时又再调动物质资源集中到上部去和邪气抗争，下部物质基础不足，就会产生疼痛，这就叫其痛必下，邪高痛下。机理无外乎阳浮而阴弱，所以必然导致反转的防御反射，产生呕吐。

服用小柴胡汤后如果病邪转入到阳明，那么就按照阳明病的治法进行治疗。

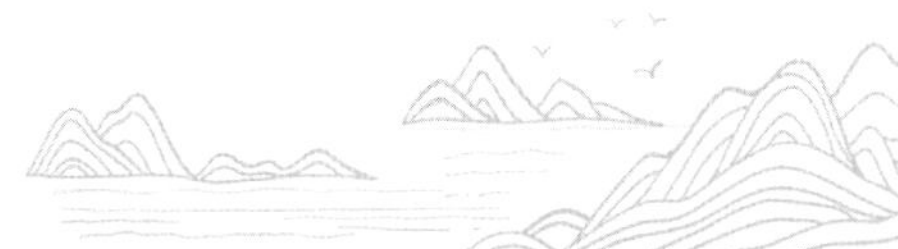

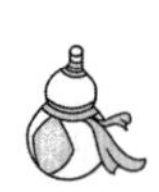

得病六七日，脉迟浮弱，恶风寒，手足温。医二三下之，不能食，而胁下满痛，面目及身黄，颈项强，小便难者，与柴胡汤，后必下重；本渴饮水而呕者，柴胡汤不中与也，食谷者哕。(98)

得病六七天，脉迟而浮弱，迟是寒，浮是表，弱是里虚。恶风寒，说明病人有表证。这个时候，医二三下之，加重了里虚，所以胃气大虚，不能食。胁下满痛，面目及身黄，说明太阳经邪已经进入少阳经，影响了胆腑，可以用柴胡汤治疗。但是如果此时兼颈项强，小便难，就不是柴胡汤证，而是里虚，此时与柴胡汤，大便必不畅快。

如果病人本来就渴饮水而呕，表明是胃阳大虚，遇水寒而拒，故呕。这时当然不能用柴胡汤治疗，因胃气大虚，不能受纳食物，这时进食就会发生呃逆。

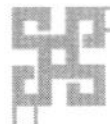

伤寒四五日，身热恶风，颈项强，胁下满，手足温而渴者，小柴胡汤主之。（99）

伤寒四五日，邪气从太阳经进入到少阳经。小柴胡汤适用的病理基础就是血弱气尽，所以表邪才能入里。身热恶风，颈项强，都是半表证；胁下满，手足温而渴，都是半里证，所以适用小柴胡汤。

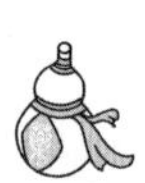

伤寒，阳脉涩，阴脉弦，法当腹中急痛，先与小建中汤，不差者，小柴胡汤主之。（100）

小建中汤方

桂枝三两（去皮），甘草二两（炙），大枣十二枚（擘），芍药六两，生姜三两（切），胶饴一升。

上六味，以水七升，煮取三升，去滓，内饴，更上微火消解，温服一升，日三服。呕家不可用建中汤，以甜故也。

阳脉涩，说明人体上半部气血运行不通畅，阴脉弦，说明人体下半部空虚。弦脉一般见于肝气郁结。里虚，腹中物质能量不足，法当腹中急痛。此时，虽有伤寒表证，也要先救其里，用小建中汤补里虚。里虚好转后多半可以通过出汗解表，如果表证不瘥，再用小柴胡汤治疗。

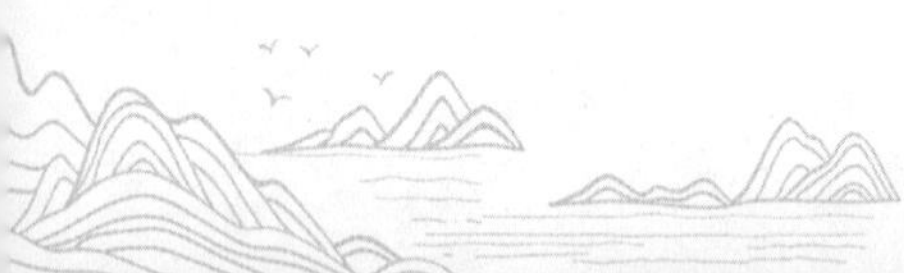

伤寒中风，有柴胡证，但见一证便是，不必悉具。凡柴胡汤病证而下之，若柴胡证不罢者，复与柴胡汤，必蒸蒸而振，却复发热汗出而解。（101）

本条首句告诉我们，柴胡汤的适应证不必悉具，只要有一个主症就可以用柴胡汤。

如果柴胡汤证误用了下法，但是病理机转仍然是少阳柴胡证，同时还夹杂一些变证的情况，仲景明示，复与柴胡汤。这是因为柴胡汤本来就具有调和阴阳的作用，少阳经为三阳枢，调和少阳，就是调和阴阳，凡病，阴阳和则必愈。

条文第二句服柴胡汤产生的蒸蒸而振，却复发热汗出的现象，就是误用下法后，病人里虚，所以需要动用更加强大的心肾动力，产生力量更强的防御反射，才能痊愈。为什么病解之前有时候会出现战汗、振栗或反烦的症状表现？病邪入里，人体调动气血抗邪，必定增加了心脏负担，病邪日久，心脏有所损伤。如果机体要振奋心阳，那么就必须借助防御反射机制，让心躁动起来，如此一来，心脏跳动加快，射血增多，四肢百骸的血脉都能得到补充，病邪自然就被祛除了，这就是心脏作为五脏六腑之大主的一个特殊优势。

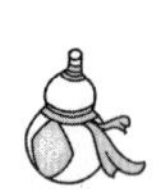

伤寒二三日，心中悸而烦者，小建中汤主之。（102）

小建中汤方

桂枝三两（去皮），甘草二两（炙），大枣十二枚（擘），芍药六两，生姜三两（切），胶饴一升。

上六味，以水七升，煮取三升，去滓，内饴，更上微火消解，温服一升，日三服。呕家不可用建中汤，以甜故也。

心中悸而烦，是心脏虚弱的表现。从小建中汤方药组成看，芍药六两，胶饴一升，酸甘化阴，为阴药；桂枝、生姜为阳药；炙甘草为调和阴阳的药。其中，芍药和胶饴用量大，而桂枝、生姜用量小，小为阴，大为阳，此种搭配为阴阳互生之意。阴性滋养药量大，提供足够的物质基础，再搭配少许阳药，达到激发、布散营养的作用。

甘味伤脾，所以呕家本来脾虚的就不能再用甘味药来伤脾。

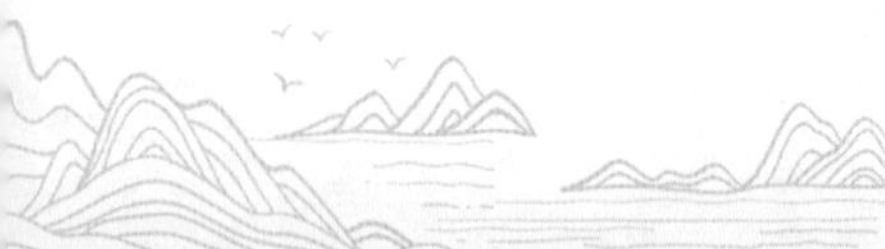

太阳病，过经十余日，反二三下之，后四五日，柴胡证仍在者，先与小柴胡汤。呕不止，心下急，郁郁微烦者，为未解也，与大柴胡汤，下之则愈。(103)

大柴胡汤方

柴胡半斤，黄芩三两，芍药三两，半夏半升(洗)，生姜五两(切)，枳实四枚(炙)，大枣十二枚(擘)。

上七味，以水一斗三升，煮取六升，去滓，再煎，温服一升，日三服。一方加大黄二两。若不加，恐不为大柴胡汤。

太阳病，过经十余日，从反二三下之看，应该是表证很长时间没有好，有柴胡汤证。医生看到病人患病十余日还有症状，误认为邪气已经传里，所以进行了二三次地攻下治疗。但是误下之后四五天，并未产生变证，所以说确实存在柴胡汤证。在这种情况下，仍用小柴胡汤治疗。

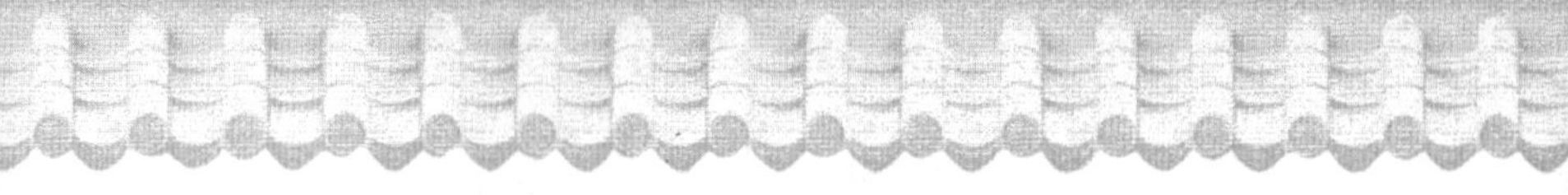
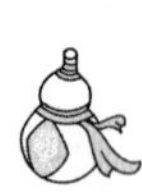

病人呕吐不止，心下急，郁郁微烦，这是邪气入里，有了里实。大便郁结，不能排出，这种情况下机体调动防御机制，产生了心下急、郁郁微烦的反应，鼓动心肾阳气以排除病邪。呕不止，是胃肠防御反射的反转，不能向下排除病邪，反转向上排出病邪。此时用大柴胡汤，在小柴胡汤基础上，加大黄、枳实，排除积便。

伤寒十三日不解，胸胁满而呕，日晡所发潮热，已而微利，此本柴胡证，下之以不得利，今反利者，知医以丸药下之，此非其治也。潮热者，实也，先宜服小柴胡汤以解外，后以柴胡加芒硝汤主之。（104）

柴胡加芒硝汤方

柴胡二两十六铢，黄芩一两，人参一两，甘草一两（炙），生姜一两（切），半夏二十铢（本云五枚，洗），大枣四枚（擘），芒硝二两。

上八味，以水四升，煮取二升，去滓，内芒硝，更煮微沸，分温再服，不解更作。

臣亿等谨按，《金匮玉函》方无芒硝。别一方云，以水七升，下芒硝二合，大黄四两，桑螵蛸五枚，煮取一升半，服五合，微下即愈。本云，柴胡再服，以解其外，余二升加芒硝、大黄、桑螵蛸也。

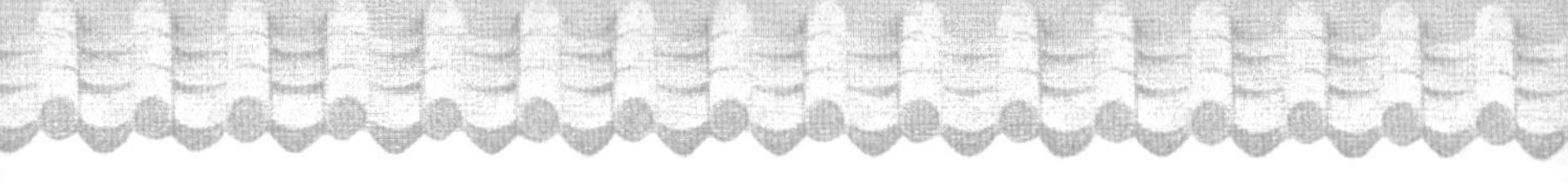
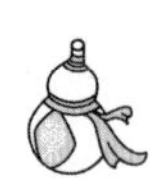

伤寒十三日不解，多半属于误治。目前病人的症状是胸胁满而呕，日晡所发潮热，这都是柴胡汤证。那么柴胡汤证用柴胡汤，用后不应当有下利，但病人却出现了下利，由此可以推知医生用了丸药通下，丸药在古代是一种药性很强的泻药。仲景在条文中表示，此病不应当用丸药泻下。因为日晡所发潮热，是实证，对于这种少阳病兼里实证，因为少阳病属半表半里，所以不能直接泻下，应当遵循先表后里的治法，先用小柴胡汤解少阳表证，再用柴胡加芒硝汤泻下里实。

伤寒十三日，过经谵语者，以有热也，当以汤下之。若小便利者，大便当鞕，而反下利，脉调和者，知医以丸药下之，非其治也。若自下利者，脉当微厥，今反和者，此为内实也，调胃承气汤主之。（105）

伤寒十三日，按照日期推算太阳表邪应该过经了，所以此时出现谵语是因为有热，应该用汤药攻下热邪。服完汤药，小便通利，脉调和，但是却出现了大便下利这种情况，推知是用了丸药攻下造成的。条文中详细说明了推知的理由，因虚寒证的下利，病人会出现脉微四肢厥逆。但目前病人症状为脉不微，肢不厥逆，可知本症不是虚寒，应为内实也。所以，谵语有热就用调胃承气汤轻泻热邪。

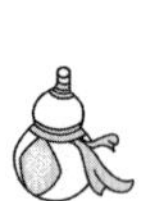

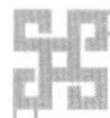

太阳病不解，热结膀胱，其人如狂，血自下，下者愈。其外不解者，尚未可攻，当先解其外；外解已，但少腹急结者，乃可攻之，宜桃核承气汤。（106）

桃核承气汤方

桃仁五十个（去皮尖），大黄四两，桂枝二两（去皮），甘草二两（炙），芒硝二两。

上五味，以水七升，煮取二升半，去滓，内芒硝，更上火，微沸下火，先食温服五合，日三服，当微利。

本条首提太阳病不解，一般理解为膀胱蓄血。但因为是太阳病，理解为病邪蓄积于手太阳小肠经更好，这样，口服活血药后出现便血，就好解释了。

条文中说热结膀胱，我认为可以理解为热结于小腹区域。

我们人体的任督二脉构成小周天，环形流动。中医讲上下对应，所以，小腹区域对应的是人的前额，也就是大脑额叶，主管控制功能。如果少腹部出现了瘀血，大脑额叶功能就会紊

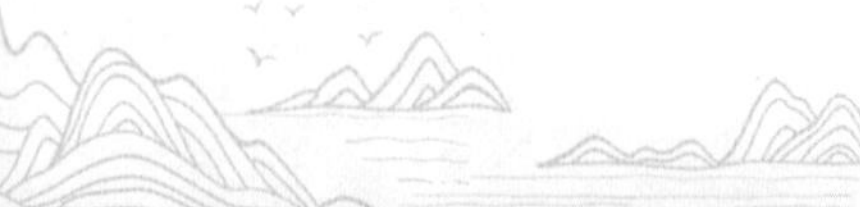

乱，出现狂证。那么少腹部瘀血是怎么形成的？我认为是小肠下部出了问题。因为人是直立行走的，所以受重力影响，人体小肠内部的食物残渣等很容易聚集于少腹区域的小肠最低处的肠腔内。而大家知道，小肠的外形是一个弧形接一个弧形的，还有很多迂曲与拐弯转折的地方。同时，小肠黏膜表面有纤毛上皮细胞，这一系列生理结构外加重力，造成小肠最低处的肠腔迂曲转折处很容易积存较硬的食物渣滓。如果人肠道蠕动乏力，这些渣滓就会长期积存在拐弯处，形成瘀血硬结，黏在小肠内壁上，无法脱落。所以，条文中说血自下，下者愈。说的就是在小肠最低处的瘀血硬结黏得不是特别牢固的情况下，有时候因为人体活动或者肠蠕动，会自行脱落，狂证自愈。

如果黏得牢固，那么就必须用活血中药了。桃核承气汤就是为了通下小肠最低处黏附的瘀血硬结。外表症状是少腹急结，指少腹部梆硬，表膀胱里有瘀血块。所以条文中提到的膀胱热结，指的是膀胱部位的热结，其实是指小肠最低处的瘀血热结，膀胱、小肠都在少腹部。口服活血中药，直接作用于小肠内黏附之处，符合中医治病必求于本的道理。

桃核承气汤里，大黄、芒硝用来软化渣滓，可推送渣滓下行。桂枝、桃仁加大黄，就是活血的，把黏附在肠壁最低处的渣滓软化剥脱下来，自然会出现大便下血。

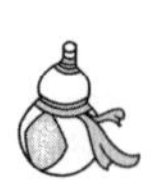

伤寒八九日，下之，胸满烦惊，小便不利，谵语，一身尽重，不可转侧者，柴胡加龙骨牡蛎汤主之。(107)

柴胡加龙骨牡蛎汤方

柴胡四两，龙骨、黄芩、生姜(切)、铅丹、人参、桂枝(去皮)、茯苓各一两半，半夏二合半(洗)，大黄二两，牡蛎一两半(熬)，大枣六枚(擘)。

上十二味，以水八升，煮取四升，内大黄，切如棋子，更煮一两沸，去滓，温服一升。本云，柴胡汤今加龙骨等。

伤寒八九日，如果表证未解，可用桂枝汤或者麻黄汤治疗。但误用下法造成里虚，机体防御反射启动，出现胸满烦惊，胸满是对应下后里虚的一个反应，里虚不能固摄，故胸满。里虚，使肺功能下降，呼吸功能受阻，导致胸满。烦是因为里虚心脏射血无力，只能加速运动来供应机体需要。惊是一种精神症状，说明人的神经系统处于虚性亢奋状态。目前病人因为误下，引发了虚性亢奋，神经系统处于病理性灵敏状态，这个时候，病人会把外界刺激吸收入脑。比如平时我进入房间，可能只注意到房间内有几个人，但当我神经敏感的时候进入房间，我可能看到的不仅仅是屋子里面的人，连屋子角落里的垃圾桶，甚至墙面上的花纹等各种外界信息都会接收入脑。这种超量的信息刺激入脑后，会使大脑负担过重，造成损伤。这时候人体就会启动自我保护机制，让人精神失常，以避免大脑损伤。所以，柴胡加龙骨牡蛎汤是可以治疗精神失常症状的。归根结底，精神症状就是由误下里虚造成的。

上有胸满烦惊，下有小便不利。因为虚，脏腑功能运行不利，产生痰湿等病理产物，故小便不利。谵语是少阳半里内热证。一身尽重，不可转侧，说明病人还伴有一些表证。所以用柴胡汤加桂枝、大黄和龙骨、牡蛎。龙骨、牡蛎都是咸寒重镇的药品，是向下的，桂枝是向上向外的，一上一下相配，结合柴胡汤表里相配，加半夏居中作为催化剂，组方配伍天衣无缝。

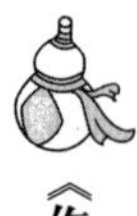

伤寒，腹满谵语，寸口脉浮而紧，此肝乘脾也，名曰纵，刺期门。（108）

寸口脉浮而紧，是表证，表证显示肺必虚，金不能克木，肝气盛而克土，所以腹满、谵语。

刺期门。我在前文讲过，中可以调和阴阳两端。期门穴是经气从肺经开始流到肝经的最后一个穴位，也就是说，从期门穴开始，将进入一个新的十二经脉循环流行。期门穴作为十二经脉经气循行一周和下一周交界的地方可以算作中点，具有调节阴阳两端的作用，刺期门可以愈病。

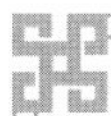

伤寒发热，啬啬恶寒，大渴欲饮水，其腹必满，自汗出，小便利，其病欲解，此肝乘肺也，名曰横，刺期门。（109）

此条文可与上一条进行对比，上一条为纵，这一条为横。两条文同样的地方是腹满，可知，满胀有可能是虚性亢奋。

区别在于本条文病人有自汗出，小便利的症状，说明病人正在丢失水液，所以出现大渴欲饮水。

腹满为脾土虚，发热恶寒，说明肺金虚损，金弱则肝木反克，所以叫作横，也有凶横的意思。这种情况同样可以用刺期门穴的办法调和阴阳。

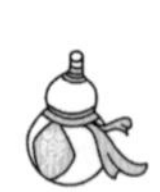

太阳病，二日反躁，凡熨其背，而大汗出，大热入胃，胃中水竭，躁烦必发谵语。十余日振栗自下利者，此为欲解也。故其汗从腰以下不得汗，欲小便不得，反呕欲失溲，足下恶风，大便鞕，小便当数，而反不数，及不多，大便已，头卓然而痛，其人足心必热，谷气下流故也。(110)

太阳病二日，本来是恶寒的，却反躁，说明有了内热。医生不察，反而热熨病人背部，以热济热，故而大汗出，大热入胃。大热大汗后，胃中水竭。因有内热而导致躁烦，必发谵语。

经过十余日，也许是病人食欲还可以，机体自然恢复了物质基础，必然要启动防御反射来排出邪气，排出邪气最快、最简便的方法就是通过大便排出。振栗，就是一种机体防御反射表现。一般寒冷、脑损伤或者中毒，都可以导致人体振栗或者抽搐。大家不要简单地认为有振栗抽搐表现就是大病，实际上，振栗抽搐只是人体防御反射表现之一。如果不用寒冷、脑损伤或中毒来诱发防御反射，而用别的平和的办法诱发出来，那么使疾病痊愈的力量必定是非常强大的。因为，中毒、脑损伤等属于强劲的邪气侵袭，因为邪气强劲，所以引发的防御反射也是强有力的。所以，条文中的振栗会引起自下利，从而病欲解。

前文说过，阳浮而阴弱的原因是上热下寒。条文中，其汗从腰以下不得汗，足下恶风，说明病人下半身寒，欲小便不得，欲失溲，也表明病人下元虚寒。

大便硬，说明病人有胃火。就像羊拉的屎都是球状，表明羊肉性热。鸭子拉的屎都是溏稀的，表明鸭肉性寒。文中所述大便硬，应该是先干后稀。如果大便前后都硬，则小便当数，今反小便不数也不多，说明水分不从小便排出，大便则必定先干后稀。

大便后面一段是稀的，就会腹痛便溏，说明阳浮而阴弱中的阳浮被泄出了，此时恰逢阴弱，则变成了阴阳两虚，所以，大便已头会痛，虚故也。足心热，表明阳浮，但足跟往往是冰凉的，将足跟温度与心窝温度进行对比，就可知足跟凉，对应阴弱，即下寒。

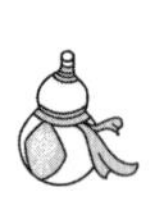

太阳病中风，以火劫发汗，邪风被火热，血气流溢，失其常度。两阳相熏灼，其身发黄。阳盛则欲衄，阴虚小便难。阴阳俱虚竭，身体则枯燥，但头汗出，剂颈而还，腹满微喘，口干咽烂，或不大便，久则谵语，甚者至哕，手足躁扰，捻衣摸床。小便利者，其人可治。(111)

太阳中风表证，反而用火攻之法发汗，以热济热，风火相煽，就容易导致出血和黄疸。火耗津液，所以阴虚小便难，阴阳俱虚竭，身体皮肤缺乏营养滋润而枯燥。因为人体营养要优先供应心、脑、肺等，保证生存活动，所以皮肤就没有营养滋润了。头汗，余处无汗，是因为体内没有水分，阴阳俱虚竭。口干咽烂，说明阴虚火旺。腹满微喘，是表面上的亢奋，也就是虚性亢奋。谵语、不大便，是因为阴虚火旺。甚者至哕，手足躁扰，捻衣摸床，这些都是人体阴阳俱虚导致的防御反射。

呕吐，是胃肠运行机制反转而致。手足躁扰、捻衣摸床，是因病人高级神经中枢功能丧失，于是人体加强了低级的、不随意的神经反射。

这种情况下，如果小便通利，则说明津液尚存，水液代谢周转正常，其人可治。临床上，重症黄疸性肝炎和肾炎病人一般是无尿的，只有用利尿剂让病人排尿，黄疸和肾炎水肿才会消退。

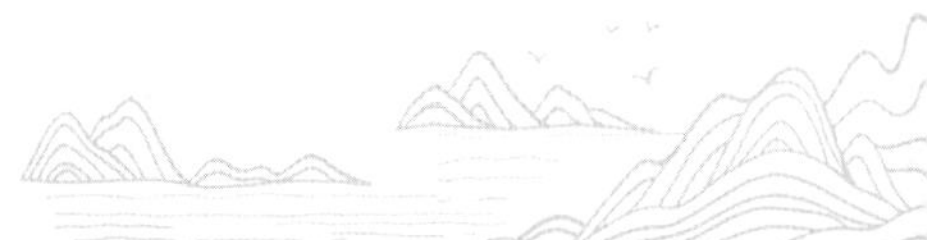

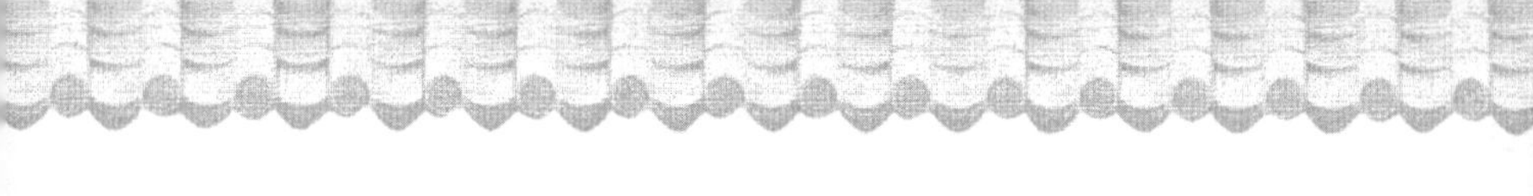

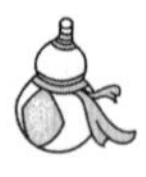

伤寒脉浮，医以火迫劫之，亡阳必惊狂，卧起不安者，桂枝去芍药加蜀漆牡蛎龙骨救逆汤主之。（112）

桂枝去芍药加蜀漆牡蛎龙骨救逆汤方

桂枝三两（去皮），甘草二两（炙），生姜三两（切），大枣十二枚（擘），牡蛎五两（熬），蜀漆三两（洗，去腥），龙骨四两。

上七味，以水一斗一升，先煮蜀漆，减二升，内诸药，煮取三升，去滓，温服一升。本云，桂枝汤今去芍药加蜀漆牡蛎龙骨。

伤寒脉浮，意思是应当用发汗解表之法治疗，但是医以火迫劫之，以热济热，用火反而亡阳，其原因就在于劫。大汗，导致亡阳。因为发汗需要机体鼓动心肾阳气，将血液送到体表作汗排出，鼓动过度，就会动力耗竭，导致亡阳，所以叫劫夺的劫。

惊狂，卧起不安，属于神经系统精神症状，我在前文讲

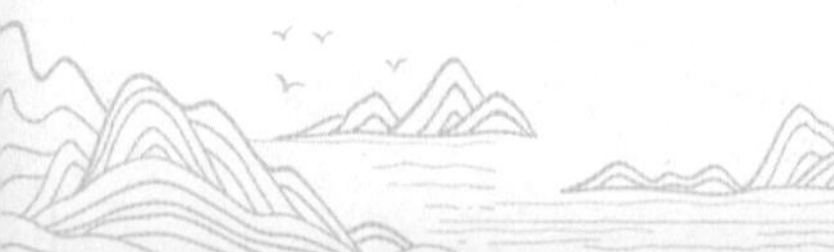

过，动物在饥饿的时候，机体会启动防御反射，使神经系统产生虚性亢奋，这样机体的肌力和灵敏度会短暂增强，有利于捕食。目前病人大汗亡阳，引发虚性亢奋，故而神经中枢就会出现过度反应。

桂枝去芍药加蜀漆龙骨牡蛎救逆汤这个方子中，桂枝向上，龙骨、牡蛎重镇向下，桂枝为热药，龙骨、牡蛎为凉药。所以，桂枝和龙骨、牡蛎是药对。龙骨、牡蛎能镇心安神，而桂枝能兴奋心神，所以，两药合用，可将心神调和。生姜、大枣、炙甘草，属加热炼丹炉之药。蜀漆化痰，与半夏的催化作用差不多。至此，我们已经论述了三种调和阴阳的催化剂，调节心神的蜀漆，调节肺的杏仁，调节脾胃的半夏。

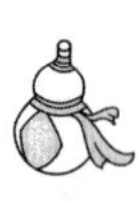

形作伤寒，其脉不弦紧而弱。弱者必竭，被火必谵语。弱者发热脉浮，解之当汗出愈。（113）

本条第一句：形作伤寒，提示病人有属于表证的症状，但是其脉不弦紧而弱，从后文的弱者必竭看，病人应该是温病，温病被火，必然会内热大盛导致谵语。

脉浮，说明病人有表证，可确定病人是外感温病。紧接着提出解之当汗出愈，为后世提出了辛凉解表大法。

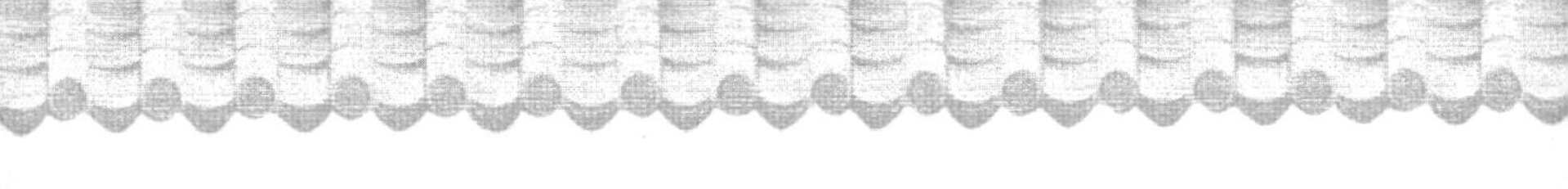

太阳病，以火熏之，不得汗，其人必躁，到经不解，必清血，名为火邪。（114）

本条第一句：太阳病，说明病人是表证，如果用火熏，会风火相煽，加重内热，使津液消耗殆尽，不得汗。内热者必躁烦。如果疾病持续几天（也就是《伤寒论》说的到经之日）仍然不好，很有可能是在这几日里，医者失治误治，或者病人饮食水分不够，内热动血，导致大小便下血。

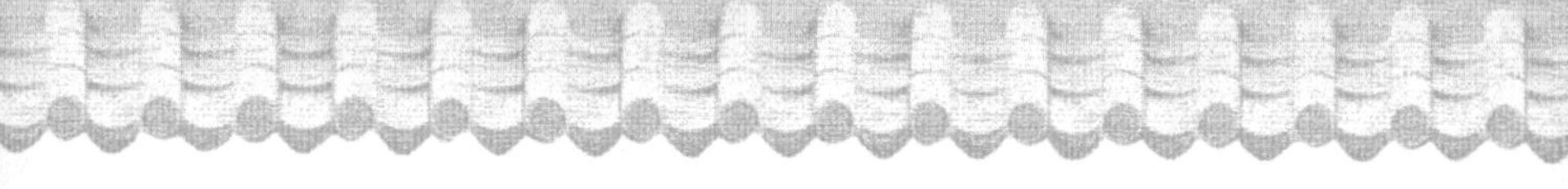

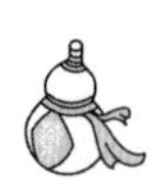

脉浮热甚，而反灸之，此为实，实以虚治，因火而动，必咽燥吐血。（115）

脉浮热甚，不是温病就是太阳伤寒证所致的高热，不能用灸法，所以后文用了反字。实证如按照虚证用补法，则热邪亢盛可变为火邪，侵犯人体，会消耗大量津液等阴性物质基础，最后必定动血，所以条文中病人咽燥吐血。

微数之脉，慎不可灸，因火为邪，则为烦逆，追虚逐实，血散脉中，火气虽微，内攻有力，焦骨伤筋，血难复也。脉浮，宜以汗解，用火灸之，邪无从出，因火而盛，病从腰以下必重而痹，名火逆也。欲自解者，必当先烦，烦乃有汗而解。何以知之？脉浮故知汗出解。（116）

微数之脉，微指脉形细小，为阴虚，数为火热，所以微数之脉表病人阴虚火旺，仲景告诫，慎不可灸。如果对阴虚火旺之人进行艾灸，就会更加伤阴助火，叫追虚逐实。火热内扰，必定生烦逆，出现烦躁吐逆。

火气虽微，表艾灸的火力虽然微小，但内攻却有力，如果在阴虚火旺之人身上艾灸，这微小的火力就显得有力了，会造成损伤阴液等一系列严重后果。

病邪因火而盛，必定上炎，导致人体上半部血管扩张，容

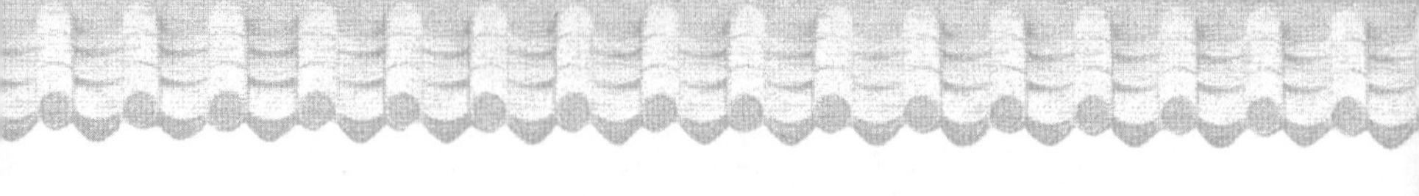

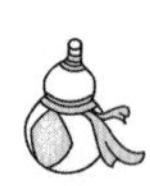

纳大量血液、体液。而人体下半部则处于相对缺血的状态，导致下肢乏力。重而痹，也就是我说的人体防御反射现象。如果人体从阳浮而阴弱欲转为阴阳调和而自解，那么就要增强心肾动力，方法就是促使心率加快，使人变得烦躁，这是心阳鼓动有力的表现。心阳旺盛，则可以作汗而解。条文最后说，人体因为心阳鼓动而祛邪外出，故而脉搏鼓动有力，轻取即得，表现为浮脉。

烧针令其汗，针处被寒，核起而赤者，必发奔豚。气从少腹上冲心者，灸其核上各一壮，与桂枝加桂汤更加桂枝二两也。(117)

桂枝加桂汤方

桂枝五两（去皮），芍药三两，生姜三两（切），甘草二两（炙），大枣十二枚（擘）。

上五味，以水七升，煮取三升，去滓，温服一升。本云，桂枝汤今加桂满五两，所以加桂者，以能泄奔豚气也。

用烧针使病人发汗，也是一种祛寒发汗解表的方法，但是针眼处温度较高，如果针刺部位受寒，就会起赤红色的肿块，这种肿块可能相当于现代的毛囊炎。核起而赤，结合必伴发奔豚来看，代表了会出现红色皮疹的皮肤病。大凡皮肤病，一般都因阳浮而阴弱，皮肤属于体表，体表起了红疹，说明体表充血发炎了，就是阳浮。有了阳浮，就要想到必有阴弱，而奔豚产生的病理机制就是阴弱。表现为元气亏虚，供应

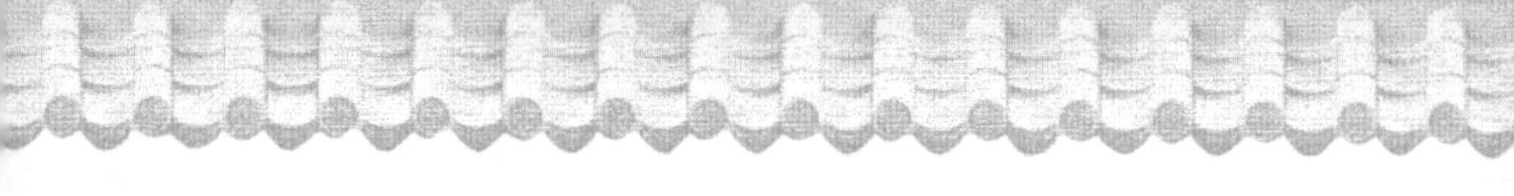

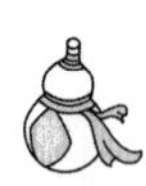

机体代谢的物质基础不足，人体启动防御反射机制，出现心跳加快、精神紧张、自觉气从少腹向上冲心等。

治疗方法是用艾灸直接灸红色皮疹以祛寒，再用桂枝加桂汤。桂枝加重用量，以供应机体物质需求。一旦物质基础充足，则奔豚的防御反射就不会出现，疾病自愈。

火逆下之，因烧针烦躁者，桂枝甘草龙骨牡蛎汤主之。(118)

桂枝甘草龙骨牡蛎汤方

桂枝一两(去皮)，甘草二两(炙)，牡蛎二两(熬)，龙骨二两。

上四味，以水五升，煮取二升半，去滓，温服八合，日三服。

本条首提火逆下之，应该是因为太阳表证误用火攻之法，导致变证，所以叫火逆。表证用火攻之法，伤阴助热，再加攻下之法，导致里虚，阴阳俱虚，出现变证兼加内热。

条文提到在诸多误治中，因烧针导致烦躁的病人，要用桂枝甘草龙骨牡蛎汤治疗。按照《伤寒论》用药的组方原则，必定是一上一下调和阴阳之药配伍，再加催化剂。本方中桂枝向上，龙骨、牡蛎向下，炙甘草调和阴阳。同时，在甘草泻心汤中，大量的炙甘草可以用来治疗心烦不得安，同理本方中的炙甘草也可治疗烦躁。

太阳伤寒者，加温针必惊也。（119）

太阳伤寒者，表证也，加温针，不仅会加重表证，导致高热，而且还会伤阴，导致血容量不足无法作汗出。这种情况下，就会出现阳浮而阴弱。阳浮而阴弱是绝大多数疾病的病机，也包括惊狂不安。易惊，表明人体处于虚性亢奋状态。

太阳病，当恶寒发热，今自汗出，反不恶寒发热，关上脉细数者，以医吐之过也。一二日吐之者，腹中饥，口不能食；三四日吐之者，不喜糜粥，欲食冷食，朝食暮吐。以医吐之所致也，此为小逆。(120)

太阳病，应当有恶寒发热的症状，这是定法。但是条文中病人的症状是有汗，不恶寒，无发热，关脉细数，关部脉候脾胃，细数表虚损之象。从不恶寒来看，推测医者给病人用了吐法，吐法也是具有向上向外散邪作用的治疗方法，风寒表邪被祛，表证有所缓解。不过吐法容易消耗脾胃中的津液和损伤脾胃的功能。所以，自汗出，有发热，都是虚损之象。

用吐法后损伤轻的病人，腹中能感觉到饥饿，但是胃不能受纳，叫作口不能食。用吐法后损伤比较严重的病人，也会出现阳浮而阴弱，胃热脾寒。因胃热，所以欲食冷食，因脾寒，所以朝食暮吐。

仲景说此为小逆。因为吐法已经将表邪解除。至于吐法所造成的胃肠道损伤，经过休养，大致可以慢慢恢复。

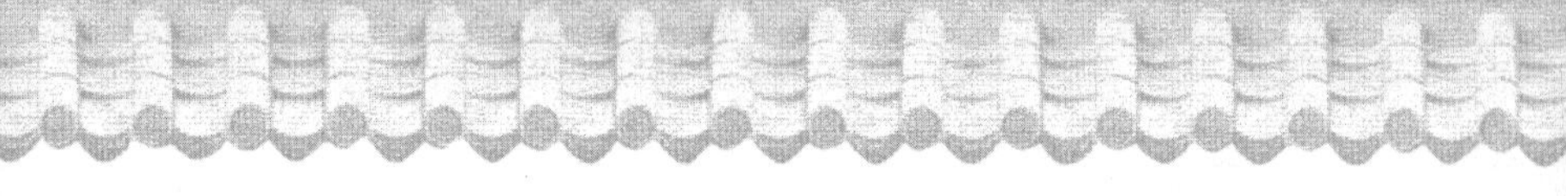

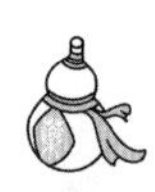

太阳病吐之，但太阳病当恶寒，今反不恶寒，不欲近衣，此为吐之内烦也。（121）

太阳病，是表证，用吐法，有散邪的功能。所以，邪去则不恶寒。目前病人不欲近衣，说明吐法损伤了胃中津液，使病人虚热烦躁。

病人脉数，数为热，当消谷引食，而反吐者，此以发汗，令阳气微，膈气虚，脉乃数也。数为客热，不能消谷，以胃中虚冷，故吐也。(122)

病人脉数，数为热，应当消谷善饥，但是目前病人却出现了呕吐，大凡呕吐的病人食欲都特别差，这就与脉数产生了矛盾。条文中解释是因为发汗不当，导致阳虚。膈气虚怎么理解？人的横膈最为重要，如果横膈弹性太差，就会出现体虚，即使肌肉强壮的人，如果横膈无力，其爆发力和耐力也会很差。虚阳浮越，不能固守，就会产生脉数。这种脉数，仲景叫作客热，就是假热真寒，即胃中虚冷，所以会呕吐。

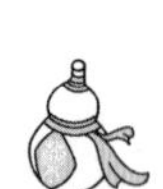

太阳病，过经十余日，心下温温欲吐，而胸中痛，大便反溏，腹微满，郁郁微烦。先此时自极吐下者，与调胃承气汤。若不尔者，不可与。但欲呕，胸中痛，微溏者，此非柴胡汤证，以呕故知极吐下也。（123）调胃承气汤。

太阳病表证，到了七天左右为过经，又过了十余日，还不好，出现胸中痛、大便溏、腹胀，这都是误用了吐法和下法导致的。吐法伤上焦，所以心下遗留温温欲吐、胸中痛，下法伤下焦，所以大便溏。腹微满、郁郁微烦是因肠内仍有些许大便，可予调胃承气汤轻度泻下，也叫调理胃气。

但欲呕，说明不是柴胡汤证，因为病人伴有的是胸中痛而不是胁下痛，柴胡汤证也不会出现便溏。

如果病人呕吐，说明遭遇了强大邪气的侵袭，胃肠下行的机制出现反转。结合上焦有吐，下焦有便溏，可知此前用过吐法和下法。

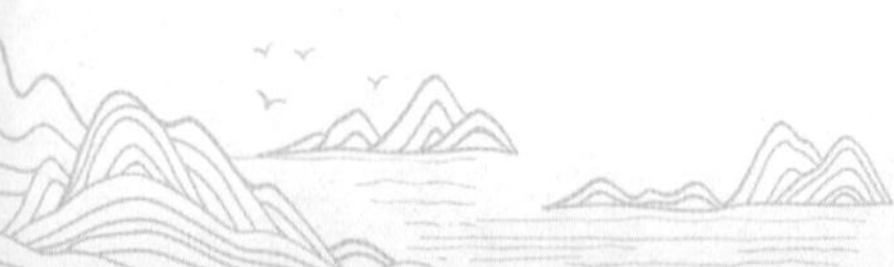

太阳病六七日，表证仍在，脉微而沉，反不结胸，其人发狂者，以热在下焦，少腹当鞕满，小便自利者，下血乃愈。所以然者，以太阳随经，瘀热在里故也，抵当汤主之。(124)

抵当汤方

水蛭(熬)、虻虫(去翅足，熬)各三十个，桃仁二十个(去皮尖)，大黄三两(酒洗)。

上四味，以水五升，煮取三升，去滓，温服一升。不可更服。

太阳病，表证仍在，脉应浮，但却出现脉沉，可推测是结胸证，但是病人反而没有结胸证，却发狂，仲景言明，热在下焦，少腹当鞕满。少腹硬满，如果小便利，排除膀胱水结，那么就得攻下瘀血才能痊愈。为什么呢？从太阳随经来看，既然排除了足太阳膀胱经，那么太阳随经就是手太阳小肠经。在小肠最低处，恰好就是少腹部位。小肠与心相表里，小肠最低处瘀血，对应最高处的心，心主神志的生理基础是心主血脉，所以，必定是小肠最低处瘀血造成的脉沉、发狂。

从条文中的抵当汤组成看，可知下血是大便下血，与膀胱无关，因为条文中明确提到小便自利，说明膀胱无病。

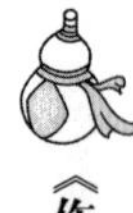

太阳病，身黄，脉沉结，少腹鞕，小便不利者，为无血也。小便自利，其人如狂者，血证谛也，抵当汤主之。（125）

太阳病，身黄，脉沉结，少腹鞕，此时应该分辨邪气是否在膀胱。条文中说，小便不利者，为无血也。可知这是湿热郁结，而非膀胱蓄血。而后言明，小便自利，其人如狂，可确切判定为膀胱血证，所以条文中说血证谛也，用抵当汤破血逐瘀。

伤寒有热，少腹满，应小便不利，今反利者，为有血也，当下之，不可余药，宜抵当丸。（126）

抵当丸方

水蛭二十个（熬），虻虫二十个（去翅足，熬），桃仁二十五个（去皮尖），大黄三两。

上四味，捣分四丸，以水一升，煮一丸，取七合服之，晬时当下血，若不下者更服。

本条文中说，太阳伤寒表证，自然会出现发热。少腹满，一般都是膀胱出现了问题，应小便不利。目前小便自利，故曰反。少腹部除了膀胱，导致少腹满的还有小肠最低处有瘀血郁结。

方用抵当丸。药量较抵当汤小，另外，做成四丸，初始只吃一丸，这种抵当丸取小量抵当汤缓攻瘀血之效，其原因主要为汤剂活血药性太强可导致肠内出血严重，引起肠穿孔。

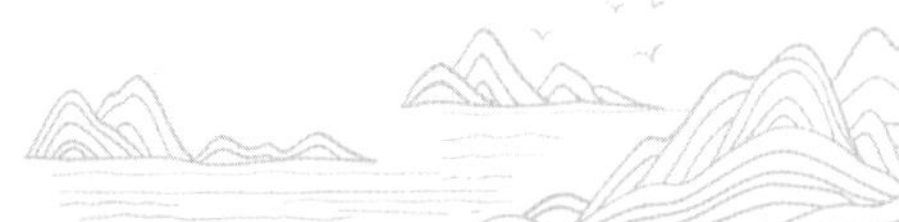

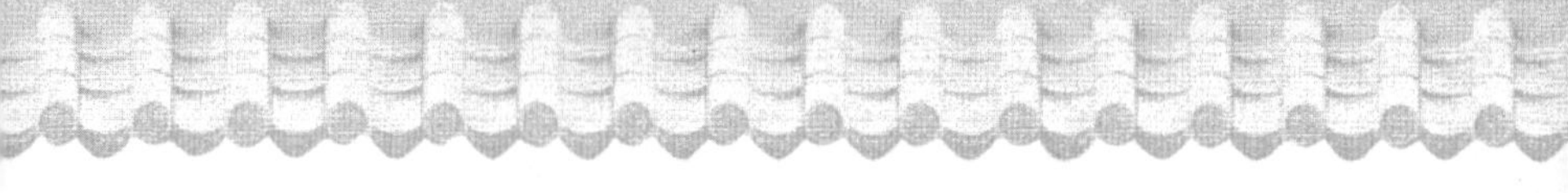

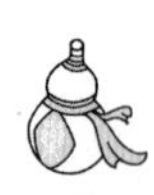

太阳病，小便利者，以饮水多，必心下悸；小便少者，必苦里急也。(127)

太阳病，表证，本应机体聚集体液向上向外排除表邪，但是病人却小便向下通利。其实并非机体体液趋势改为向下，而是饮水多了，有水饮不化停留在心下部位，造成心下悸。

小便少，说明体液都向体表聚集，造成身体内部缺血，必苦里急也。

辨太阳病脉证并治（下）

并见太阳少阳合病法

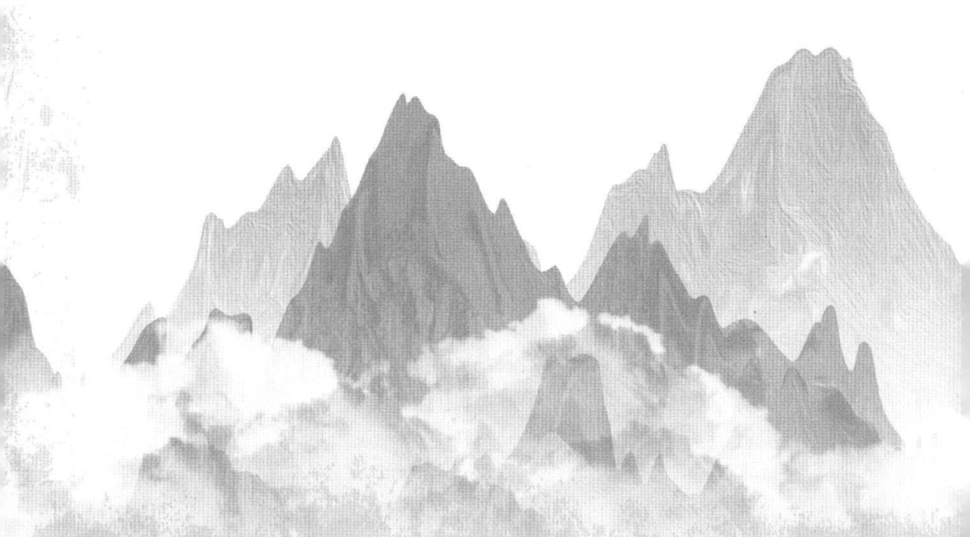

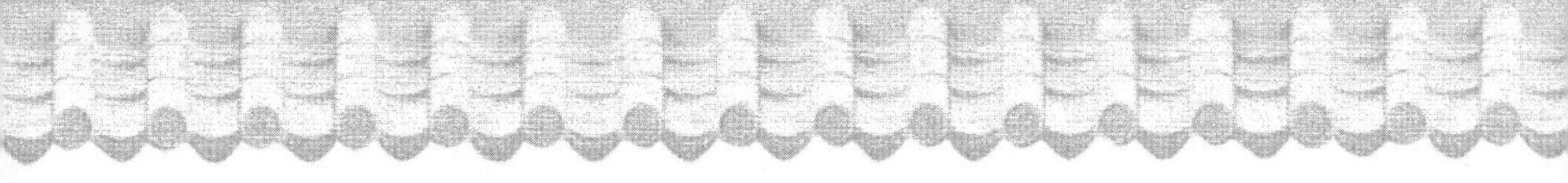

问曰：病有结胸，有脏结，其状何如？答曰：按之痛，寸脉浮，关脉沉，名曰结胸也。（128）

结胸和脏结的区别表现是什么？结胸，按之则痛，说明内部有实邪郁结；寸脉浮，关脉沉，寸为上，为阳，关为寸下，为阴，寸浮关沉，符合阳浮而阴弱的表现，所以为结胸。

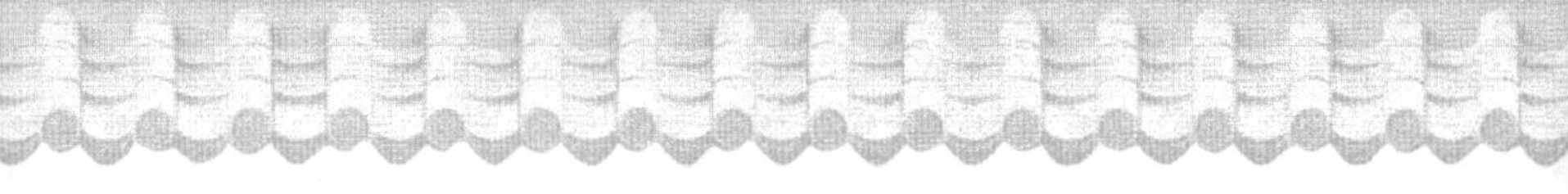

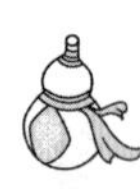

何谓脏结？答曰：如结胸状，饮食如故，时时下利，寸脉浮，关脉小细沉紧，名曰脏结。舌上白胎滑者，难治。(129)

脏结的症状表现，跟结胸相似，但是不影响饮食。按理说，体内有实邪瘀结，应该会影响饮食，但是病人却饮食如常，说明病人机体防御反射能力差，防御是气的功能之一，表明病人正气虚弱。时时下利，说明气的固摄功能差，也是正气虚弱的表现，而且肠道消化液时时流失，导致虚损不可恢复。寸脉浮，是阳浮，关脉小细沉紧，是阴弱，这就是脏结病机。舌上白苔滑，说明不仅正气虚弱，而且痰湿重，正虚邪实，故曰难治。

脏结无阳证，不往来寒热，其人反静，舌上胎滑者，不可攻也。(130)

脏结指五脏内有病理产物聚集，属于实邪，同时因为五脏是藏精气的，病邪结聚必定五脏虚弱，故而有时时下利的症状。因本质是阳虚，所以不会出现往来寒热之象。如果脏结病人比较安静，不烦躁，说明属于阴证，有虚寒，舌苔水滑，是阳虚不能化水湿的表现。对于阳虚病人，苦寒攻下药是不可以使用的。

其人反静，可以理解为病人很安静，也可以解释为病人没有诸多虚性亢奋的症状。人体内脏是不能受邪的，如果内脏受邪了，表明有大病。所以人体内脏只要有点阳气，即有点抵抗力的话，就会将所受邪气进行投射转移。我在前文多次说过，投射是人体防御反射的表现之一。一般内脏受邪后，将邪气投射转移的方向多是向上向外。比如皮肤长疹子，眼睛长麦粒肿，扁桃体炎，等等。因而，中医的拔罐、刮痧等疗法，往往会使人体皮肤小血管破裂，也就是中医说的出痧。邪向虚处去，邪气被内脏投射转移后，往往去向体表破损处，从而放弃攻击眼睛和扁桃体等，故拔罐、刮痧可起到治疗作用。

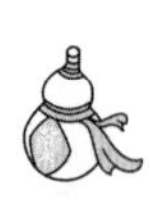

病发于阳，而反下之，热入因作结胸；病发于阴，而反下之，因作痞也。所以成结胸者，以下之太早故也。结胸者，项亦强，如柔痓状，下之则和，宜大陷胸丸。(131)

大陷胸丸方

大黄半斤，葶苈子半升(熬)，芒硝半升，杏仁半升(去皮尖，熬黑)。

上四味，捣筛二味，内杏仁芒硝，合研如脂，和散，取如弹丸一枚，别捣甘遂末一钱匕，白蜜二合，水二升，煮取一升，温顿服之，一宿乃下，如不下，更服，取下为效，禁如药法。

病发于阳，阳为表，应当解表，但反用了下法，导致表邪内陷，成为结胸，为实邪结聚。病发于阴，阴在里在下，如果用下法，遇到里虚者，就会导致脾寒，因作痞，为气痞。成结胸者，还没来得及发表，就过早应用下法，所以叫下之太早。

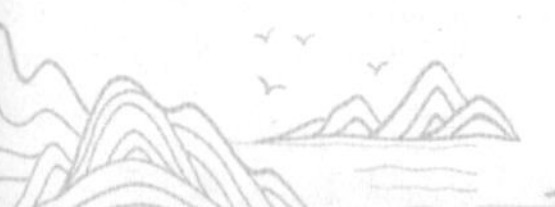

因水邪结于胸中，附近组织必然受到影响，引起颈项强硬不舒，所以用大陷胸丸攻下逐水。

大陷胸丸的药性比大陷胸汤要和缓。除了方后注中的甘遂末，药力比较强的就是大黄和芒硝。葶苈子、杏仁基本上不属于药力特别峻烈的药。在前文中我说过，对于肺、胸中的病，杏仁是催化剂，可以宣降肺气，调和上下。根据我个人的临床经验，对于痰热蕴肺所致的咳嗽，舌苔厚腻的病人，可以去掉方后注中的甘遂末，同时药丸中去掉芒硝，只用葶苈子、杏仁加少量大黄，效果很好。这张方子的好用之处还在于与西药配合，能加强西药效果。甘遂属于有毒性的药，服之可引起上吐下泻，西药在我看来也属有毒性的药。用西药代替甘遂，加用少量大黄和葶苈子、杏仁，可以加强西药的功效，这种药物组合和条文中大陷胸丸的组方原理相似。当然，这种类比的推理，只能得出或然性结论，即结论可能正确也可能不正确，但是根据我的临床观察，结论大多是确切的。在后面三物白散和瓜蒂散条文中，这种组方原理我还会再次论述。

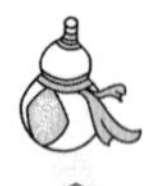

结胸证，其脉浮大者，不可下，下之则死。（132）

结胸证，胸中有实邪结聚，本应脉沉紧，但是病人却脉浮大。我多次讲过阳浮而阴弱是《伤寒论》提出的病机大法，脉浮大明显就是阳浮，那么阴弱呢？我们从脉象学角度来讲，浮脉大多是重按力衰的，也就是沉取无力，这种脉摸起来，表面浮大有力，按下去却软弱无力，可以推知这种病人心脏发力虚弱。病人里虚是肯定的，所以条文提出，不可下，因为里虚之人，用攻下的方法，就会加重虚损，以致下之则死。

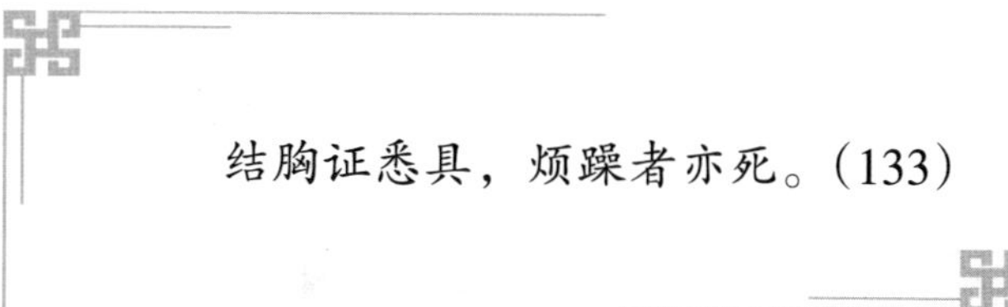

结胸证悉具，烦躁者亦死。（133）

结胸证悉具，表病人所患为结胸证。内有实邪结聚的病人，如果出现烦躁，为什么说是死证呢？我们知道，烦躁是一种机体亢奋状态，如果体内深部有实邪结聚，机体就会发动物质基础资源，比如血液、体液等到身体内部去与邪气做斗争，就不可能将能量尽情发散于体表，机体就会呈现出烦躁的亢奋状态。从病人目前结胸而又亢奋的状态可以推知，病人体内物质基础能量不足了，没办法对付内部邪气，因而启动防御反射机制，让机体亢奋起来，以便机体能更加快速地从周围环境获取资源以补充机体的不足。因而，仲景说，烦躁者亦死。根据福柯的理论，机体在应对物质基础不足以支撑生存代谢功能时，会产生调节反应，使机体秩序重建。所以我们可以说，人类生存在自然社会环境中，保持足够的物质基础才是生存所必需的。我们可以推测，世界上绝大多数疾病都是由于物质基础不足以支撑人体生存代谢功能所引起的，且人体的防御反射机制是在亿万年进化过程中形成的，是已经刻在基因里的东西，我们只能顺应它，不能压制它。

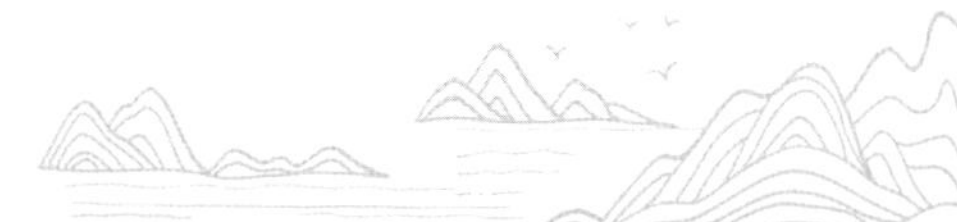

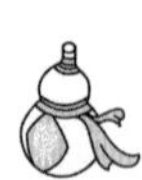

太阳病，脉浮而动数；浮则为风，数则为热，动则为痛，数则为虚，头痛发热，微盗汗出，而反恶寒者，表未解也。医反下之，动数变迟，膈内拒痛，胃中空虚，客气动膈，短气躁烦，心中懊憹，阳气内陷，心下因鞕，则为结胸，大陷胸汤主之。若不结胸，但头汗出，余处无汗，剂颈而还，小便不利，身必发黄，大陷胸汤。（134）

大陷胸汤方

大黄六两（去皮），芒硝一升，甘遂一钱匕。

上三味，以水六升，先煮大黄取二升，去滓，内芒硝，煮一两沸，内甘遂末，温服一升，得快利止后服。

本条首次提出大陷胸汤。开篇点明太阳病，提示我们此乃太阳表证，脉浮是必然的。脉动数，说明脉搏速率快，这是表

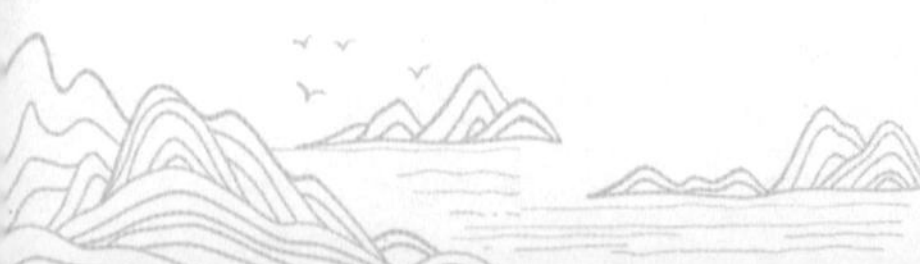

证有热造成的，脉有动的表现，也就是动摇不定的表象，其实也就是阳浮而阴弱中的阴弱，表明脉根基不牢靠。临床中，这种脉象一般见于睡眠不足、劳累等耗气体虚之人。条文中说，浮则为风，浮脉代表风邪表证，数则为热。动则为痛，动是因为根基不牢，主内虚。内虚后，人体的防御反射机制启动，使机体疼痛，所以叫动则为痛。数则为虚，意思是脉浮加上脉动摇不定，为虚证。

头痛发热，恶寒，都是表证症状，所以说表未解也。然而表证不解表，反而用下法，导致动数之脉变为迟脉，说明误治后脉象改变，病情发生了变化。膈内拒痛，胃中空虚，客气动膈，说明误下后，中焦有所空虚。横膈空虚引起调节反应，出现痛的症状。因为横膈和胃中空虚，所以客气（也就是邪气）侵袭。短气躁烦，心中懊恼，说明邪气已经入侵，机体物质基础在与邪气斗争，所以烦躁。又因为邪在胸中，所以呼吸受限，产生短气。阳气内陷，指的是在表的邪气，因里虚而内陷。心下因鞕，表明已有实邪结聚，需要用大陷胸汤治疗。

如果阳气内陷（即表邪内陷）没有形成结胸，就会形成黄疸，使身体发黄。但为什么会身体无汗，只有头部有汗呢？因为十二经脉只有阳经是循行头部的。目前的病机是阳气内陷，表邪内陷于阴，所以除了头部以外，身体是无汗的，也就是说，邪气的能量和机体正气在身体发黄的症状中较量，没有额

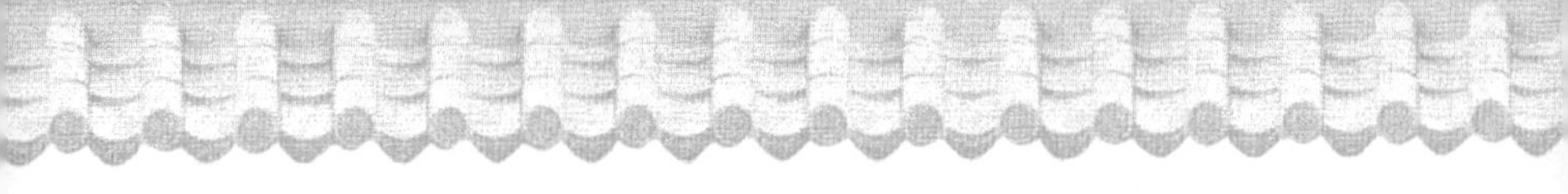

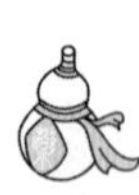

外的物质基础来作汗。一般湿邪发黄，都会无汗且小便不利，只要有汗及小便通利，就说明湿邪外出有路，黄疸自会退去。

大陷胸汤是一首纯攻邪气的峻烈方剂。尤其是方中的甘遂，有毒性，会引起剧烈吐泻。方后注中说得快利止后服，意思是攻邪中病即止。因为结胸证是有形实邪结聚，如果一次性彻底清除，会导致机体不适应。方中大黄、芒硝，会引起腹泻，甘遂的毒性可以刺激机体，顺着大黄、芒硝的引领路径，将痰水实邪从大便排出。在条文中病人的症状条件下，痰水实邪结聚，会迅速消耗人体正气，因而使用大陷胸汤来攻下邪气是所谓的急则治标。

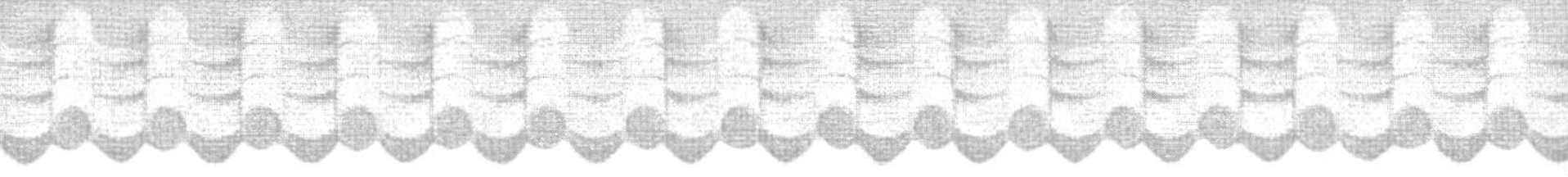

伤寒六七日，结胸热实，脉沉而紧，心下痛，按之石鞕者，大陷胸汤主之。(135)

伤寒六七日，结胸热实，把病机一语道出。后论述结胸的典型症状——脉沉紧，有形实邪结聚于内，机体物质基础能量向内聚集以抗邪。心下痛，是因为有形实邪结聚胸中，机体防御反射机制调节机体产生相应反应。如今，我们既然已知痛也是一种防御反射，平时则可以用点穴或者牵拉肌腱等办法，人为地制造一定程度的疼痛，诱发人体防御反射，促使机体产生相应反应，以达到促进健康的目的。按之石鞕，表示邪气聚集已经达到解剖结构上的改变，并且这种改变比较稳固，用大陷胸汤治疗。

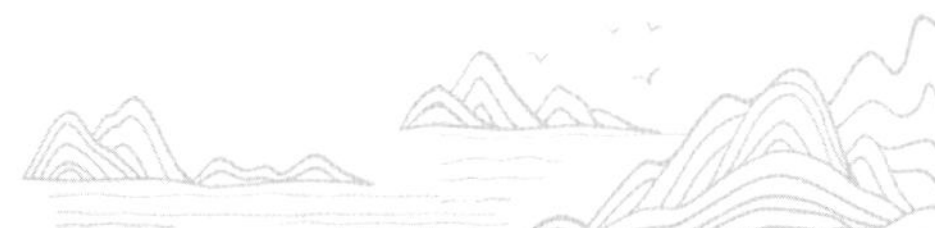

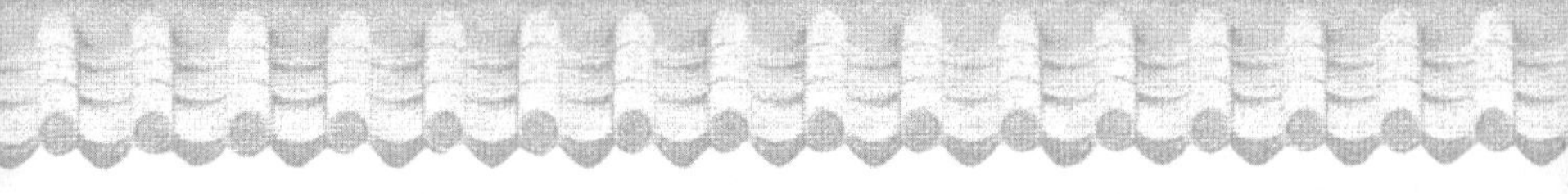

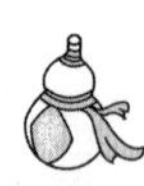

伤寒十余日，热结在里，复往来寒热者，与大柴胡汤；但结胸，无大热者，此为水结在胸胁也，但头微汗出者，大陷胸汤主之。（136）

伤寒十余日，目前仍未解，说明病情已有所进展。仲景点明了病机，热结在里。如果有反复往来寒热症状者，是少阳病兼阳明里热，用大柴胡汤治疗。如果是结胸，因水结聚在胸胁，体表不表现出大热，此时人体欲发汗排出水邪却发汗不畅。但头汗出，故用大陷胸汤攻下水邪。

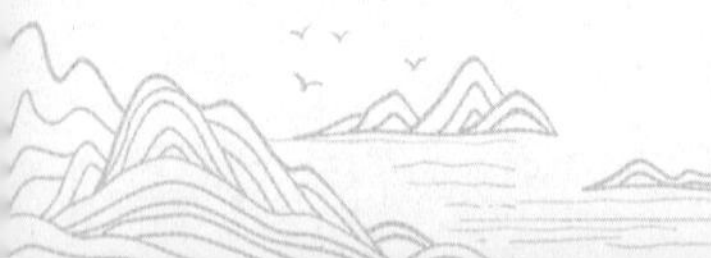

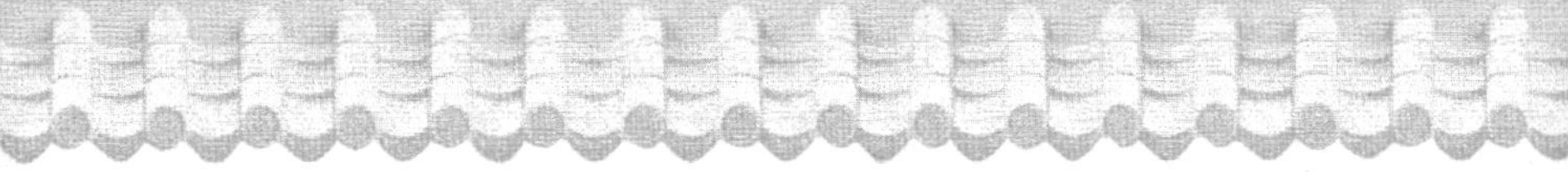

太阳病，重发汗而复下之，不大便五六日，舌上燥而渴，日晡所小有潮热，从心下至少腹鞕满而痛，不可近者，大陷胸汤主之。(137)

太阳表证，发汗可解，但却不能多次发汗，否则会使表邪不解。紧接着攻下，造成里虚，导致表邪内陷，与水湿结合聚集在心下至少腹。心下至少腹是任脉脾胃之所，所以才会出现不大便五六日。水邪结聚，会出现舌上燥而渴。水邪结聚于任脉脾胃，与大便干硬积存部位相同，但病邪性质不同，所以日晡只是小有潮热，并不像大便积存那样潮热严重。此时用大陷胸汤可攻下水邪。

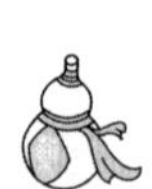

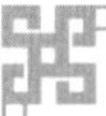

小结胸病，正在心下，按之则痛，脉浮滑者，小陷胸汤主之。（138）

小陷胸汤方

黄连一两，半夏半升（洗），栝楼实大者一枚。

上三味，以水六升，先煮栝楼，取三升，去滓，内诸药，煮取二升，去滓，分温三服。

本条论述小结胸病，病位正在心下。按之则痛，一般的解释是小结胸病与大结胸病不同，只有按才会痛。脉浮滑，病位靠上，所以脉浮，滑主痰热结聚。

从小陷胸汤方药组成看，黄连加栝蒌实，是《伤寒论》方药的一个特色组合。一般栝蒌可以配黄芩、黄连、黄柏中的任何一味，都是清热化湿且不伤阴的组合，临床效果很好。半夏可调和阴阳，是催化剂。半夏出现在小陷胸汤方药中，再次证明，人体腹部为炉鼎，中药入腹相当于在炉鼎内进行化学反应，催化剂发挥了很大的作用。

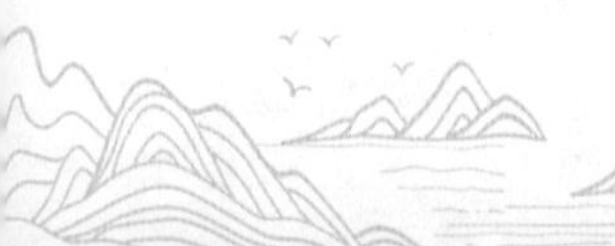

太阳病，二三日，不能卧，但欲起，心下必结，脉微弱者，此本有寒分也。反下之，若利止，必作结胸；未止者，四日复下之；此作协热利也。（139）

太阳病二三日，正是表证明显的时候，病人出现不能平卧只能坐起的症状，是因为病人心下有了病邪结聚。平卧时，病邪因为重力的原因，必然压迫心脏，所以病人不愿意平卧，需要坐起来，以减轻心脏压迫感。如果心下有邪气聚集，脉却微弱，那么伴有虚寒是肯定的，因为不虚就不会容留邪气聚集。此时，虽然有实邪，但是考虑到脉微弱，病人本虚标实，不能直接用下法。若用下法，机体气血津液呈下行趋势，按理应该出现下利的现象。如果自动利止，那么可推知下部腹泻的对应部分，也就是人体上部出现了结胸，固定了邪气。一般这种对应关系，在临床中会经常用到。比如有鼻炎、扁桃体炎、肺炎的孩子，可对应推知孩子身体下部缺血发凉，可发现

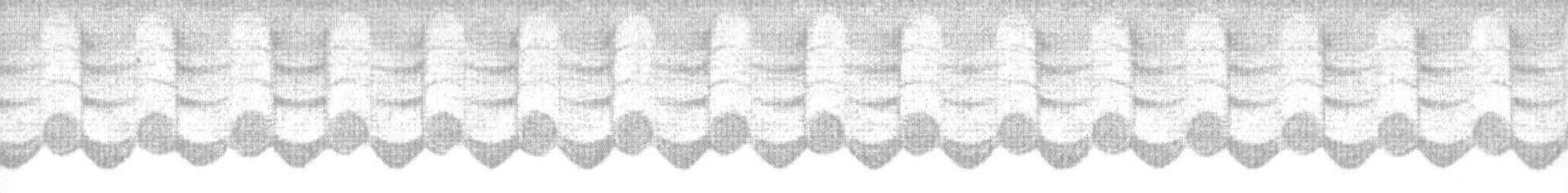

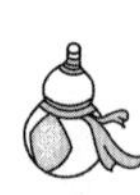

孩子脐周皮肤发凉，足跟、足尖发凉。三国时期诸葛亮烧藤甲兵，也是这个思路，藤甲兵刀枪不入，还能漂浮于水上，可知藤甲不怕水，则必定怕火。后期发现果然可火烧藤甲。话说回来，病人出现结胸以后，若继续用下法，则必定加重虚寒症状，导致再次下利，此时如兼发热就叫作协热利。

太阳病，下之，其脉促，不结胸者，此为欲解也。脉浮者，必结胸。脉紧者，必咽痛。脉弦者，必两胁拘急。脉细数者，头痛未止。脉沉紧者，必欲呕。脉沉滑者，协热利。脉浮滑者，必下血。(140)

太阳表证，反而用下法，如果出现脉促的表现，说明并没有因为攻下而改变病机向上向外的趋势，如果再排除结胸，就可以推知：此为表证，病机趋势向上向外，有解的可能。脉浮者，必结胸，意思是如果经过攻下，脉象没变，仍然浮，说明表邪内陷于胸中高位，形成了结胸。表证浮脉是正常表现，但是表证经过攻下仍然脉浮，表明攻下后表证病情已经发生了变化。正常情况下，在口服攻下之药，人体出现大量津液丢失的情况下，浮脉应该有所变化才对，但此时脉浮却未变，可知病变部位一定是在高位。如果脉紧，说明体内气血结聚，用过下法之后，人体下部津液丢失，物质基础不足，而且下半身虚寒，则必定下半身血管收缩，血液不能向下走则必定结聚在上部，使咽部黏膜充血发炎，导致咽痛。脉弦者，定位在邪结少阳。脉细数者，为虚热，总体上虚，加上虚性亢奋，头部处于最高位，下焦肝肾精血物质基础不足，使得对最高位的供应最少，所以出现头痛。脉沉紧者，因为结胸病位高，而机体防御反射势必要将邪气顺势向外排出，所以呕吐就是必然的。脉沉滑者，内有实热在高位，则必定小肠下部空虚，导致气不固摄而协热利。脉浮滑者，滑表痰热水内聚，浮表病位在高位，上下对应，所以小肠最低处必然因为误下而损伤，导致下血。

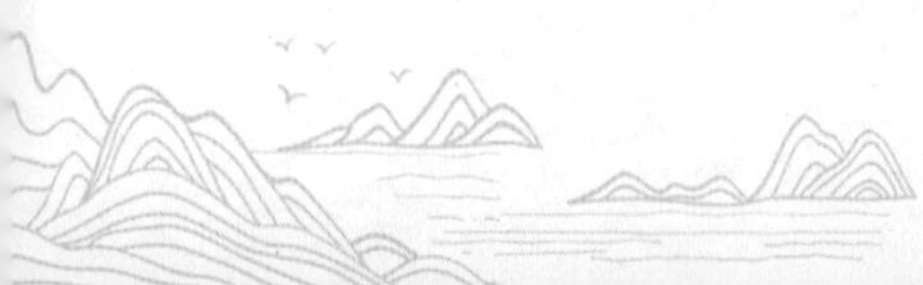

病在阳，应以汗解之，反以冷水潠之，若灌之，其热被劫不得去，弥更益烦，肉上粟起，意欲饮水，反不渴者，服文蛤散；若不差者，与五苓散。寒实结胸，无热证者，与三物小陷胸汤。白散亦可服。(141)

文蛤散方

文蛤五两。

上一味为散，以沸汤和一方寸匕服，汤用五合。

五苓散方

猪苓十八铢(去黑皮)，白术十八铢，泽泻一两六铢，茯苓十八铢，桂枝半两(去皮)。

上五味为散，更于臼中治之，白饮和方寸匕服之，日三服，多饮暖水汗出愈。

白散方

桔梗三分，巴豆一分(去皮心，熬黑研如脂)，贝母三分。

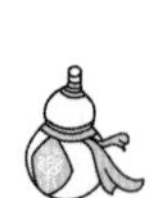

上三味为散，内巴豆，更于臼中杵之，以白饮和服，强人半钱匕，羸者减之。病在膈上必吐，在膈下必利，不利进热粥一杯，利过不止，进冷粥一杯。身热皮粟不解，欲引衣自覆，若以水潠之、洗之，益令热却不得出，当汗而不汗则烦，假令汗出已，腹中痛，与芍药三两如上法。

病在表，应该发汗，反而用冷水浇灌，导致皮肤腠理毛孔闭塞，所以病邪不能通过汗液排出，这就叫作其热被劫不得去。弥更益烦，肉上粟起，说明病邪留恋在皮肤体表不得去，因而皮肤起了调节反应，将体液、血液都聚集到体表，所以体表气血充盛，则鼓起小包。小包就代表物质过多。烦，是机体动用心力储备，加强心脏动力，竭力想把病邪发汗排出的表现。

此时，想喝水但反而不渴。说明体内缺水，但是同时有水湿停留在内，故不渴。如果机体脏腑功能虚弱，水液代谢过程就会变慢，体内的水没办法被正常利用，就会产生水湿。这些水湿无法被机体利用，存在体内，人就不渴。但人体还是缺水，所以意欲饮水。仲景提出用文蛤散治疗水湿。文蛤属于牡蛎、海蛤一类的贝类，可以化水湿。如果效果不好，可再服用五苓散。

最后说寒实结胸。白散方我要重点讲解，这个方子是中医药的瑰宝。白散方由桔梗、贝母和巴豆三味药共为散而成。巴豆这味药没什么好说的，古代找不到更好的可使防御反射机制启动的药，所以用巴豆，就是为了引起上吐下泻。关键在于不引人注目的桔梗和贝母。前文多次讲过，《伤寒论》的组方原则是一上一下互相配伍。本方中，桔梗向上，贝母清热化痰散结向下，两药相配，可以上下同时发力，将人体的气血运行起来，也就是将代谢周转起来。我在北京儿童医院进修时，当时的科主任是个西医的大专家。她说，给患儿补液输液的目的就是为了纠正患儿体内的酸碱平衡。如果人体酸碱不平衡，给病人使用再好的、再贵重的药，都是徒劳。如果通过补液把病人体内酸碱平衡恢复，让病人的代谢周转起来，即便你让他服用毒性大的药，表现出来的也都是正向作用。这些话点醒了我，酸碱不就是指阴阳吗？酸碱平衡不就是指阴阳平衡吗？中医的中，不也能理解为治疗百病都要调节阴阳吗？前文说过阴阳自和必自愈，不也是这个意思？以此观点来看白散方，桔梗、贝母都是药力平和无毒副作用的中药，使用的目的是周转机体代

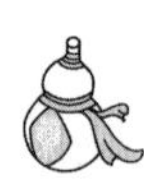

谢，调节机体阴阳平衡。机体阴阳平衡的情况下，用峻烈毒药可以产生良好的治疗作用。

其实只要是毒药在阴阳平衡的情况下都可以取得想要的效果，不拘于巴豆。比如西药也属于峻烈毒药范畴，如果我用桔梗、贝母调节平衡，配西医开具的西药，也一定能产生较好疗效。我自己在白散方的基础上，用外用激素药膏代替巴豆，用于家兔湿疹模型的实验已经取得成功，且改良后的方子还获得了国家专利。在后文的毒性方子瓜蒂散中，这种组方思路将再一次出现。

目前，我自创的桔梗豆豉汤以上述原理和药物为基本方，在大鼠特应性皮炎和脑瘫大鼠两个模型实验上取得了成功。尤其是在桔梗豆豉汤治疗脑瘫大鼠模型中，只是应用平和的桔梗、贝母、豆豉、赤小豆四种药物组合，即便不取脑瘫治疗中常规的滋补或者活血的思路，也取得了与神经生长因子同等的疗效。在桔梗豆豉汤与神经生长因子联用组，不出意料地获得了明显提升的疗效。

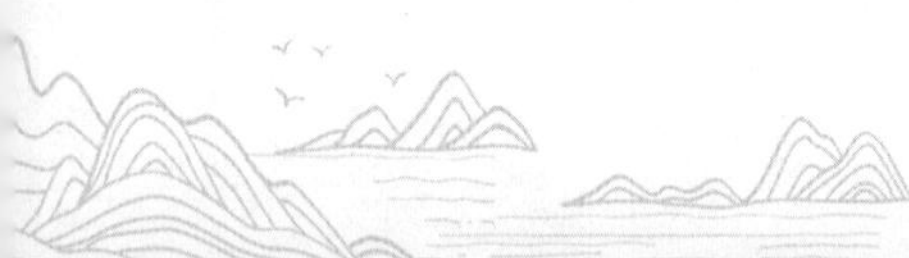

太阳与少阳并病，头项强痛，或眩冒，时如结胸，心下痞鞕者，当刺大椎第一间、肺俞、肝俞，慎不可发汗；发汗则谵语，脉弦，五日谵语不止，当刺期门。（142）

如果是太阳与少阳并病，病人应该兼有太阳病症状与少阳病症状。头项强痛，就是太阳病症状；眩冒，时如结胸就是胸胁满闷，心下痞硬，都是少阳病症状。说明存在一定程度的里虚，所以慎不可发汗。发汗会加重里虚，导致邪气内陷。可以针刺大椎、肺俞、肝俞。大椎、肺俞对治太阳病，肝俞对治少阳病。

如果发汗，则会导致邪气内陷，出现谵语。谵语、脉弦是邪气进一步从太阳陷入少阳的表现。

谵语不止，代表病情不能好转，那么针刺肝经期门穴可以治疗。我在前文解释过，期门是肝经最后一个穴位，也是十二经脉循环一周与下一周的交界处，属于中点，可以调节阴极和阳极两端。

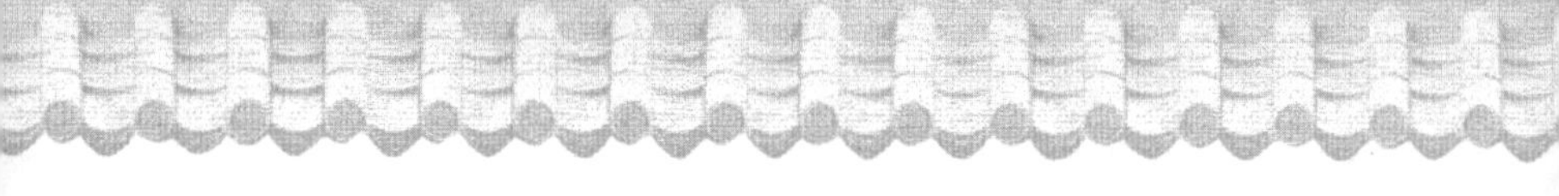

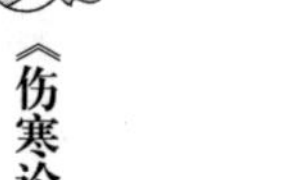

妇人中风，发热恶寒，经水适来，得之七八日，热除而脉迟身凉。胸胁下满，如结胸状，谵语者，此为热入血室也，当刺期门，随其实而取之。(143)

本条论述妇科疾病。在发热恶寒表证期间，病人恰好来了月经，因为身体失血，所以表邪容易顺势内陷。经水来了七八日后，一般会月经结束，此时，身体发热缓解，脉迟身凉，说明表证已经去除，但是却因为表邪内陷出现了胸胁下满，而且有内热谵语症状。仲景告诉我们，这叫热入血室，对于此种表里不和的病证，可以刺期门穴调和阴阳，并且随证治之。

妇人中风，七八日续得寒热，发作有时，经水适断者，此为热入血室，其血必结，故使如疟状，发作有时，小柴胡汤主之。（144）

妇人得了中风表证，经过七八日后，仍旧有发热恶寒，而且定时发作，这时恰好月经结束，此等症状就叫作热入血室。在子宫失血同时有中风表证的情况下，如果突然把子宫失血的途径阻断，表明邪随血泻的路也被阻断，邪气必然返留血室，所以叫作其血必结。子宫内有血块，所以会引发寒热发作有时，这时就要用小柴胡汤调和表里。

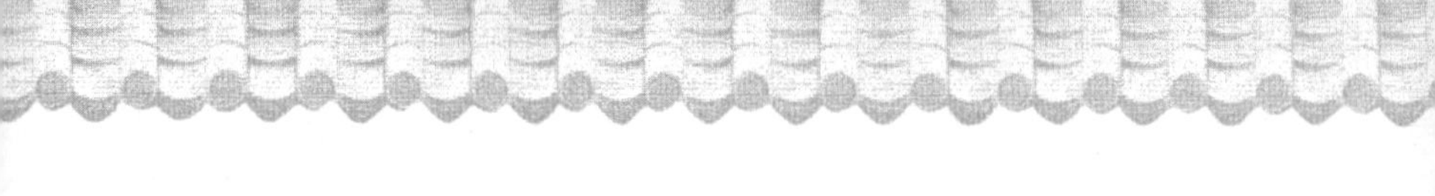

妇人伤寒，发热，经水适来，昼日明了，暮则谵语如见鬼状者，此为热入血室，无犯胃气，及上二焦，必自愈。（145）

妇人伤寒表证，有发热，恰逢经水来潮，给了机体一个向下失血的出口和气血津液向下运行的趋势，此时表邪顺势内陷，就叫作热入血室。前文说过，人体任督二脉组成圆形的经脉流动系统。那么上下对应，下部少腹的血室子宫内有了血块，对应前额部大脑额叶的控制功能就会紊乱，所以出现谵语如见鬼状的精神症状。白天，阳气当令，症状还不明显。傍晚，阴气当令，下焦血室病变就发作了。因为妇人会定期月经来潮，所以仲景说，不要干预中上二焦。下次月经，邪气自然随血而泄，必自愈。

伤寒六七日，发热，微恶寒，支节烦疼，微呕，心下支结，外证未去者，柴胡桂枝汤主之。（146）

柴胡桂枝汤方

桂枝一两半（去皮），黄芩一两半，人参一两半，甘草一两（炙），半夏二合半（洗），芍药一两半，大枣六枚（擘），生姜一两半（切），柴胡四两。

上九味，以水七升，煮取三升，去滓，温服一升，本云人参汤，作如桂枝法，加半夏、柴胡、黄芩，复如柴胡法，今用人参作半剂。

伤寒六七日，此时还有表证，说明病情产生了进一步的变化。发热，微恶寒，支节烦疼即全身肌肉酸痛，属于太阳表证。微呕，心下支结，属于少阳症状。少阳、太阳都有症状，就可将柴胡汤和桂枝汤合并应用。

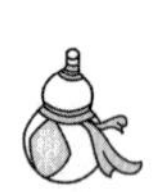

伤寒五六日，已发汗而复下之，胸胁满微结，小便不利，渴而不呕，但头汗出，往来寒热，心烦者，此为未解也，柴胡桂枝干姜汤主之。(147)

柴胡桂枝干姜汤方

柴胡半斤，桂枝三两(去皮)，干姜二两，栝楼根四两，黄芩三两，牡蛎二两(熬)，甘草二两(炙)。

上七味，以水一斗二升，煮取六升，去滓，再煎取三升，温服一升，日三服，初服微烦，复服汗出便愈。

伤寒五六日，已发汗而复下之，治疗失当，未能对症，造成症状发生变化。胸胁满微结，往来寒热，是少阳症状。小便不利，渴而不呕，是水湿停聚，所以小便不利，但是体内水湿虽多，可被利用的水却不够，所以渴。但头汗出，表示阴经水湿停留，因为阴经不循头部，所以头部汗出，而一旦小便通利，水湿就散了。不呕却心烦，说明有内热，如果出现呕而烦，表明胃肠虚寒。

柴胡桂枝干姜汤，也属上下药相配的组方。桂枝配黄芩，可治疗太阳表证，桂枝向上，黄芩向下清热解毒。干姜、栝蒌根一热一寒，调治中焦。干姜顾及下后脾寒，栝蒌根顾及胃热心烦。临床上如遇到的脾寒病人大便呈球的，用干姜配栝蒌根治疗最合适了。柴胡、牡蛎相配，可治疗少阳病证。牡蛎散结能力强，适合与柴胡相配散少阳邪结。因为都是药对配伍，所以最后用炙甘草调和阴阳。炙甘草调和阴阳的作用弱于半夏，所以方中阴药、阳药同时服用会稍微难以融合，可能会出现初服微烦，但再服就会阴阳调和了。服用后，阴药、阳药一起在腹腔内发生复杂化学反应，最后阴阳水火既济，则汗出病愈。

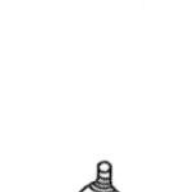

伤寒五六日，头汗出，微恶寒，手足冷，心下满，口不欲食，大便鞕，脉细者，此为阳微结，必有表，复有里也。脉沉亦在里也，汗出为阳微，假令纯阴结，不得复有外证，悉入在里，此为半在里半在外也。脉虽沉紧，不得为少阴病，所以然者，阴不得有汗，今头汗出，故知非少阴也，可与小柴胡汤。设不了了者，得屎而解。(148)

头汗出，微恶寒，手足冷，心下满，口不欲食，脉形细皆是阳虚症状。大便硬，兼心下满，原因为微有胃热，此时大便硬，必定兼有大便量少。如果大便量多且皆硬，那么必定脾胃健壮。因为大便的量，比大便的软硬更加能够反映脾胃状况。此时的心下满，除了虚满还兼有一些大便硬引发的原因。所以后文说，头汗出为阳微，意思就是有一些微阳证，所以仅有头汗。但是总体上病机以阴结为主。

假令纯阴结，则应该一点阳证都没有，连头汗都应该没

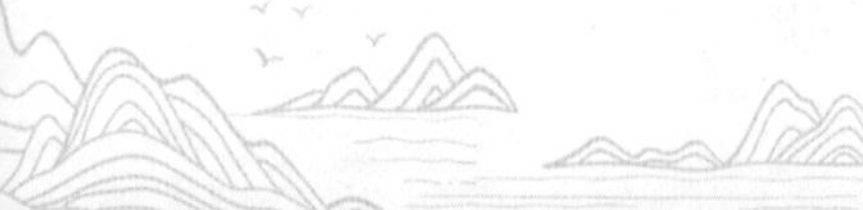

有，为什么呢？因为汗出是要求要有心肾动力的，心脏鼓动阳气催动血脉，才能使血液、体液趋向于表从而汗出。《黄帝内经》说："阳加于阴谓之汗。"假令纯少阴虚寒无阳，没有心肾动力就不可能作汗。所以，对于这种有阴证也有阳证，先有表复有里，但是表证仍然未罢的证候，用小柴胡汤调和阴阳再好不过了。如果疾病大体好了，身体还不够爽利，也就是尚不了了者，仲景说了，大便通畅即可缓解。人体吃喝拉撒睡五种生理功能，都是人体本能。按照福柯的说法，排泄也属于防御反射机制中的一种。福柯认为人体防御反射机制包括阻塞、隔绝、摄入、排泄、反转、投射等。人被刀伤流血以后，血液凝固，不使继续失血，就属于阻塞的防御机制。人体感染肺结核，多年后形成肺部硬结，结核菌不再扩散，就属于隔绝的防御机制。摄入和排泄，都可以起到防御作用。比如人体肠道菌群是越往消化道下部菌群分布越多，但是随着菌群不断生长发酵，人体不能接受过多的菌群和过度发酵的菌群，所以大便积存三天不排出，按照国际标准，就可以定为便秘病。可见排出大便也是清理肠道内过多菌群的一种保护机体的防御机制。我平时有时候就故意多喝冷牛奶引发腹泻，主动清理出肠道下部菌群。这样，可以让剩下的菌群重新发酵生长。腹泻在一定程度上给了机体一个清除失调菌群，重新滋生分布菌群的机会。所以尚不了了者，在大便通畅以后，失调的菌群会被排出，得屎而解。

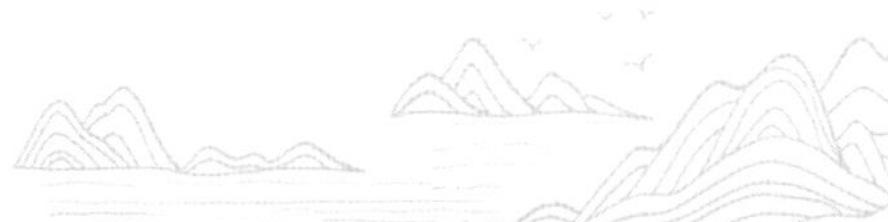

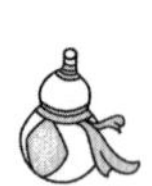

伤寒五六日，呕而发热者，柴胡汤证具，而以他药下之，柴胡证仍在者，复与柴胡汤。此虽已下之，不为逆，必蒸蒸而振，却发热汗出而解。若心下满而鞕痛者，此为结胸也，大陷胸汤主之。但满而不痛者，此为痞，柴胡不中与之，宜半夏泻心汤。（149）

半夏泻心汤方

半夏半升（洗），黄芩、干姜、人参、甘草（炙）各三两，黄连一两，大枣十二枚（擘）。

上七味，以水一斗，煮取六升，去滓，再煎取三升，温服一升，日三服。

伤寒五六日，出现了呕而发热，条文中说，柴胡汤证具。但少阳病有里虚的一面，所以不应该用下法，条文中却以他药下之，这就是误治了，会导致以下几种变证。

第一种，下之后，柴胡证仍在，没有发生变化，所以，仍

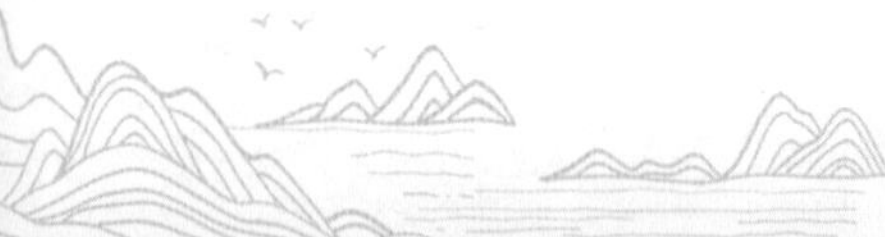

然可以用柴胡汤治疗，但是毕竟经过误下，丢失了一部分津液，此时疾病要痊愈，心脏鼓动需要更加用力，以便多动用一些津液使血脉偾张起来作汗，所以出现蒸蒸而振的现象。

第二种，若心下满而硬痛者，是因邪气与有形痰水相结后，成为结胸，需用大陷胸汤治疗。

第三种，就是寒热错杂的痞证，即半夏泻心汤证。所谓寒热错杂，也就是胃热脾寒，遵循阳浮而阴弱的原理。半夏泻心汤一共七味药，是一首法度严谨的方子。其中，半夏调和阴阳、调和寒热，起到催化剂的作用，亦为君药。干姜温暖脾寒，相当于武将，也就是臣药。黄芩、黄连清胃热，相当于文臣，为臣药。所以，干姜、黄芩，干姜、黄连是寒热配伍，对应胃热脾寒的，那就必须加半夏调和阴阳，不然不能水火既济。人参、大枣、炙甘草可补助脾胃、提供足够的物质基础，起到加热炼丹炉的作用。整首方子，半夏是催化剂，催化干姜、黄芩、黄连的化学反应，加人参、大枣、炙甘草加热炼丹炉，好比是道士炼丹。方后注中明确要煎煮两次，再次证明，干姜、黄芩、黄连很难融合，所以除了加半夏催化调和阴阳之外，还要再次煎煮以调和药性。

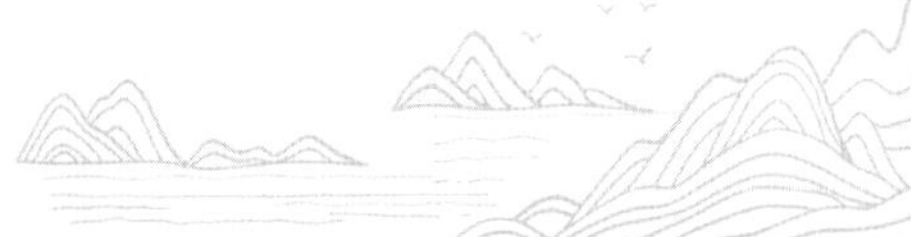

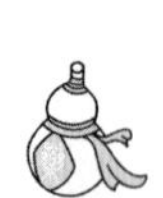

太阳少阳并病，而反下之，成结胸，心下鞕，下利不止，水浆不下，其人心烦。(150)

太阳和少阳并病，因为少阳病有正气虚损的一方面，所以只能用和解之法，不能单纯攻下。如果只攻下，则表邪内陷，会成结胸，心下硬。下利不止，水浆不下，意思是因攻下过度，损伤脾胃阳气，导致下利不止，脾胃损伤自然水浆不下。有时候家长会问我："孩子喝完中药后腹泻，是不是肚子吃坏了？"我就会告诉他，如果孩子腹泻，大便里有粪质，泻完不影响吃饭和玩耍，就是在排出脾胃湿气。如果大便清稀如水，则会丢失肠道精华，导致食欲差，精神萎靡。反观本条文，病人下利不止，随着排便次数增多，大便最终必然会没有粪质。水浆不下，表明脾胃损伤，导致食欲极差，而且有呕吐出现。此时，机体所剩津液物质基础不足，会通过防御反射机制增强心脏搏动，加强血液循环供应，所以产生心烦的症状。

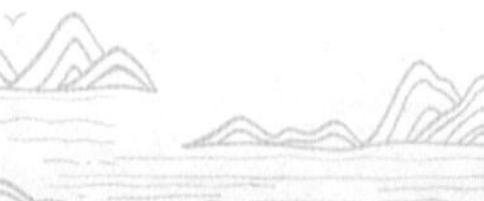

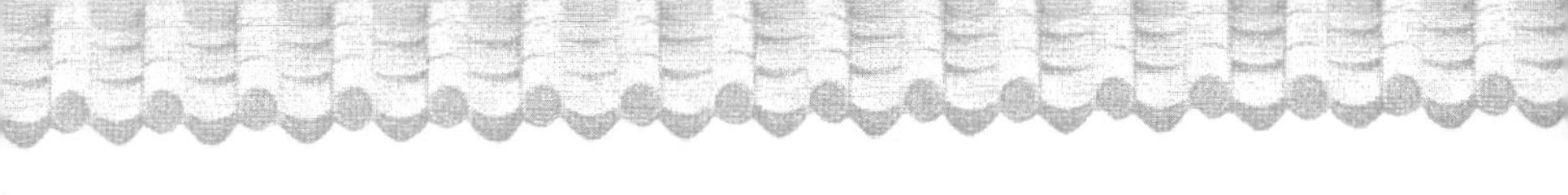

脉浮而紧，而复下之，紧反入里，则作痞，按之自濡，但气痞耳。（151）

脉浮紧，属太阳表证，此时应当发表，但却用攻下之法，紧反入里表示表邪内陷。攻下虚其肠，紧反入里成胃热，形成胃热脾寒，出现寒热错杂痞证。用攻下法，会使小肠津液丢失和阳气损伤，造成脾寒，人体为了应对小肠功能衰弱与机体物质代谢需求高的矛盾，就会启动防御反射机制，聚集一些物质到腹部，而最容易聚集的就是气，所以会产生肠胀气，出现按之自濡的现象。

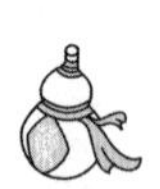

太阳中风，下利呕逆，表解者，乃可攻之。其人漐漐汗出，发作有时，头痛，心下痞鞕满，引胁下痛，干呕短气，汗出不恶寒者，此表解里未和也，十枣汤主之。（152）

十枣汤方

芫花（熬），甘遂，大戟。

上三味，等分，各别捣为散，以水一升半，先煮大枣肥者十枚，取八合，去滓，内药末，强人服一钱匕，羸人服半钱，温服之，平旦服若下少，病不除者，明日更服，加半钱，得快下利后，糜粥自养。

太阳中风，为表证，但是同时下利呕逆，也就是上吐下泻，表里俱病者，应该先解表后治里。所以叫表解者，乃可攻之。由此可以知道，此时的上吐下泻不是脾胃阳虚造成的，而是内有实邪结聚造成的阻塞不通兼有表证导致的。

解表以后，目前仍有一些症状。有汗出，似表证，但汗出不是表证出汗的样子，而是发作有时，且不恶寒。有头痛，虽然也可见于表证，但是未必就是表证头痛。心下痞硬，引胁下痛，说明内有有形实邪结聚，实邪阻隔心下，必然气机不能下行，所以干呕；实邪结聚阻碍呼吸，所以短气。仲景说，此表解里未和也，用十枣汤。

十枣汤用的甘遂、大戟、芫花都是峻烈的逐水药，可攻下水饮。用十枚肥枣熬汤，加糜粥自养，可顾护正气。这是一首纯攻下的方子。

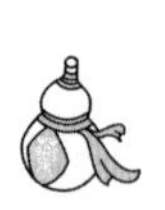

太阳病，医发汗，遂发热恶寒，因复下之，心下痞，表里俱虚，阴阳气并竭，无阳则阴独。复加烧针，因胸烦，面色青黄，肤瞤者，难治；今色微黄，手足温者，易愈。（153）

太阳病，或未发热，用发汗之法治疗后，按照疾病的发展进程，开始发热恶寒。但是医生不能理解，以为用错了治法，就改用下法，使表邪内陷。汗法虚其表，下法虚其里，所以表里俱虚，阴阳并竭。无阳则阴独，阳代表表证，如果没有表证，那就是只剩里虚，也就是阴独。此时如果误用烧针火攻，强行发汗，就会损失物质基础，加重里虚，因此出现胸中烦属于虚性亢奋。面色青黄，属于脾虚有寒。皮肤瞤动，就是物质基础不足导致的防御反射表现，比如当人体误服毒药后，会产生肢体抽搐抖动的反应，说明这种抽搐抖动（瞤动）属于比较强烈的防御反射表现。说明此时一定里虚极为严重，才会引发如此强烈的防御反射反应。所以仲景说难治。如果病人面色微黄，说明脾土含蓄，有生机，手足温，代表阳气尚旺盛，就容易痊愈。

心下痞，按之濡，其脉关上浮者，大黄黄连泻心汤主之。（154）

大黄黄连泻心汤方

大黄二两，黄连一两。

上二味，以麻沸汤二升渍之，须臾绞去滓，分温再服。

臣亿等看详大黄黄连泻心汤，诸本皆二味，又后附子泻心汤，用大黄、黄连、黄芩、附子，恐是前方中亦有黄芩，后但加附子也，故后云附子泻心汤，本云加附子也。

心下痞，痞字代表胀满，按之濡，但气痞耳。其脉关上浮者，说明有胃热，用大黄黄连泻心汤。根据临床经验，黄连如果与大黄配合应用行血分，会大大提高清热能力。方后注说本方只用将沸的热水浸泡后去渣服用即可，意在取大黄的清热消炎作用，不取大黄的通便作用。

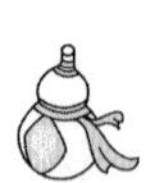

心下痞，而复恶寒汗出者，附子泻心汤主之。（155）

附子泻心汤方

大黄二两，黄连一两，黄芩一两，附子一枚（炮，去皮，破，别煮取汁）。

上四味，切三味，以麻沸汤二升，渍之，须臾，绞去滓，内附子汁，分温再服。

心下痞，兼有恶寒汗出者，从应用附子泻心汤来看，病人属于兼有阳虚。附子温下焦，大黄、黄连、黄芩清上焦，针对治疗阳浮而阴弱。因半夏反乌头，所以方中不用半夏调和阴阳。

本以下之，故心下痞，与泻心汤。痞不解，其人渴而口燥烦，小便不利者，五苓散主之。一方云，忍之一日乃愈。（156）

表证攻下，使表邪内陷，故心下痞。给予泻心汤后痞证没有好转。病人渴而口燥烦，兼小便不利，说明水湿停留，因为水湿不能被机体利用，机体仍然缺水，所以口渴。用五苓散化气利水，忍耐一天，小便通利而病愈。

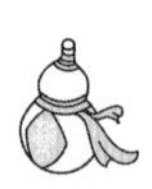

伤寒汗出解之后，胃中不和，心下痞鞕，干噫食臭，胁下有水气，腹中雷鸣，下利者，生姜泻心汤主之。(157)

生姜泻心汤方

生姜四两(切)，甘草三两(炙)，人参三两，干姜一两，黄芩三两，半夏半升(洗)，黄连一两，大枣十二枚(擘)。

上八味，以水一斗，煮取六升，去滓，再煎取三升，温服一升，日三服。附子泻心汤，本云加附子，半夏泻心汤，甘草泻心汤，同体别名耳，生姜泻心汤，本云理中人参黄芩汤去桂枝、术，加黄连并泻肝法。

太阳伤寒表证，汗出表解，但是因为汗不如法，所以表虽解，但邪气入里而出现痞证，病机是胃不和。心下痞硬，是因为脾胃虚，所以机体聚集物质到心下补虚，属于人体防御反射表现。然而，聚集过来的物质包含很多水湿和气体，无法被

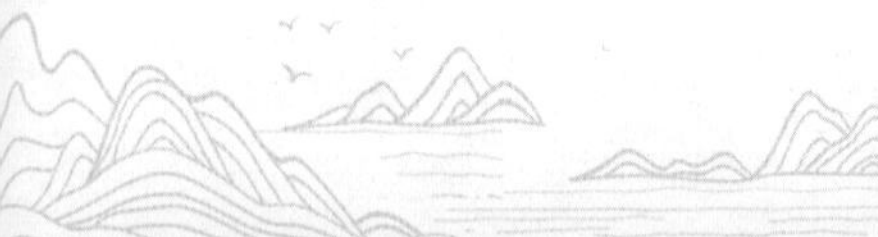

利用。因为寒热错杂结聚阻碍，所以胃肠气机不能下行，只好反转向上，出现干噫食臭。胁下有水气，胃热脾寒，小肠温度低，则小肠黏膜表面的纤毛水肿，水气不化，故而肠鸣音亢进，下利。用生姜泻心汤治疗。

生姜泻心汤重用生姜，主要作用是温中散水气。

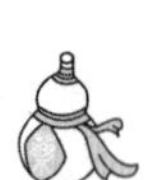

伤寒中风，医反下之，其人下利日数十行，谷不化，腹中雷鸣，心下痞鞕而满，干呕心烦不得安，医见心下痞，谓病不尽，复下之，其痞益甚，此非结热，但以胃中虚，客气上逆，故使鞕也，甘草泻心汤主之。（158）

甘草泻心汤方

甘草四两（炙），黄芩三两，干姜三两，半夏半升（洗），大枣十二枚（擘），黄连一两。

上六味，以水一斗，煮取六升，去滓，再煎取三升，温服一升，日三服。

臣亿等谨按，上生姜泻心汤法，本云理中人参黄芩汤，今详泻心以疗痞，痞气因发阴而生，是半夏、生姜、甘草泻心三方，皆本于理中也，其方必各有人参，今甘草泻心中无者，脱落之也。又按《千金》并《外台秘要》，治伤寒𧏾食用此方皆有人参，知脱落无疑。

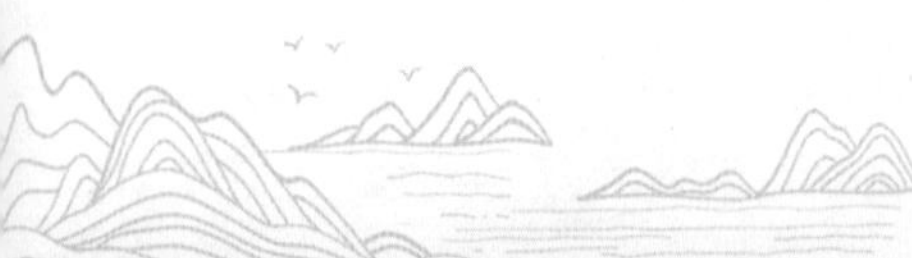

本条开篇说伤寒中风，点明为表证。医反下之，导致里虚。表邪内陷，里虚，对应但以胃中虚。表邪内陷，对应医见心下痞，谓病不尽。从甘草泻心汤的方药组成看，有黄芩、黄连，只对症了一部分。见到心下痞的症状，判断为寒热错杂结于心下。仲景认为此判断有误。其实，各种原因的里虚热邪导致的寒热错杂，加上胃虚，都可以用甘草泻心汤治疗。

我曾见一个病儿，15岁，男孩，体重200斤。症见：①经常腹泻，对应条文中的其人下利日数十行，谷不化，腹中雷鸣。②精神不正常，不停挤眼睛，口中反复叨念一些话，对应条文中的心烦不得安。③体重过大，腹部膨隆明显且僵硬，对应条文中的心下痞硬而满。仲景告诉我们，这种腹部膨隆，非结热也，但以胃中虚，客气上逆，故使硬也。

伤寒服汤药，下利不止，心下痞鞕。服泻心汤已，复以他药下之，利不止，医以理中与之，利益甚。理中者，理中焦，此利在下焦，赤石脂禹余粮汤主之。复不止者，当利其小便。（159）

赤石脂禹余粮汤方

赤石脂一斤（碎），太一禹余粮一斤（碎）。

上二味，以水六升，煮取二升，去滓，分温三服。

伤寒病服汤药后（估计是泻下药），出现下利不止。表邪内陷，故心下痞硬，用泻心汤治疗寒热错杂痞证之后，中焦脾胃被调和，此时复以他药下之，只会造成下焦滑脱不禁。因为已经用泻心汤调理过胃热脾寒，所以对于这种下利用理中丸没用。仲景说，此利在下焦，用赤石脂禹余粮汤治疗。如果之后下利还不好，可以用利小便实大便之法。

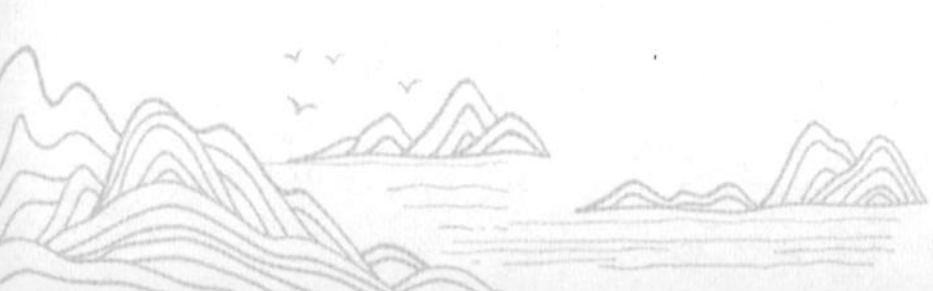

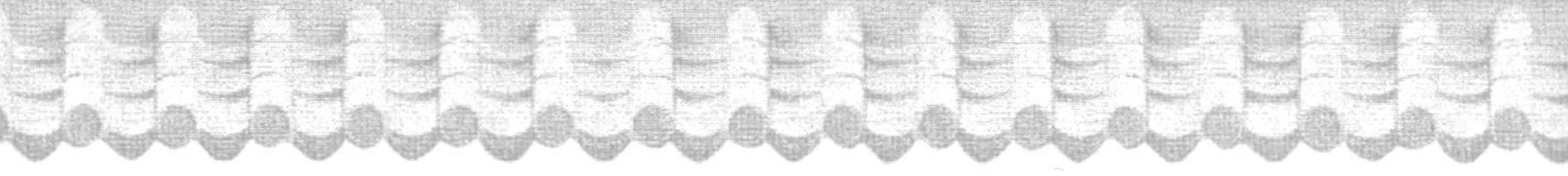

伤寒吐下后，发汗，虚烦，脉甚微，八九日心下痞鞕，胁下痛，气上冲咽喉，眩冒，经脉动惕者，久而成痿。（160）

伤寒表证，经过吐、下、发汗等各种治疗后，阴阳俱虚，所以脉搏无力、脉形细小。心脏射血少，不够机体供应使用，必定会加快心跳速率，以便心血供应全身。所以，休克病人一般会出现肢端湿凉，脉搏细速。到了发病的第八九日，身体已经很虚弱了，就会出现心下痞硬，胁下痛，这是因虚而引发的防御反射反应，促使机体聚集一些物质到虚弱的部位进行支援从而造成了心下痞硬。胁下痛想必是肝血虚痛。气上冲咽喉，眩冒，表下元不足，机体在低一层次的功能上进行加强。下元如果充足，则脑清目明，行走稳健。筋脉动惕即筋脉颤抖，是比较强烈的防御反射表现，常见于重症。所以见到筋脉颤抖，就说明病人很虚弱，阳气虚，阴血弱，不能濡养肌肉，日久必成痿。

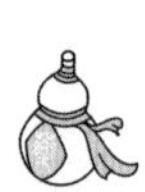

伤寒发汗，若吐若下，解后心下痞鞕，噫气不除者，旋覆代赭汤主之。(161)

旋覆代赭汤方

旋覆花三两，人参二两，生姜五两，代赭一两，甘草三两(炙)，半夏半升(洗)，大枣十二枚(擘)。

上七味，以水一斗，煮取六升，去滓，再煎取三升。温服一升，日三服。

本条第一句提伤寒，提示为太阳表证。经过发汗或吐或下后，表虽解，但是有表邪内陷，故心下痞硬，嗳气不停。心下痞硬说明心下部位有内虚，故而引发防御反射反应，聚集了很多物质到心下。嗳气不停，说明心下阻隔，胃气下行受阻，反转向上。

旋覆代赭汤中半夏仍然是调节上下的催化剂，人参、大枣、炙甘草是加热炼丹炉的柴火。旋覆花、代赭石向下，生姜和胃温中。所以生姜和旋覆花、代赭石相配，一上一下为药对。

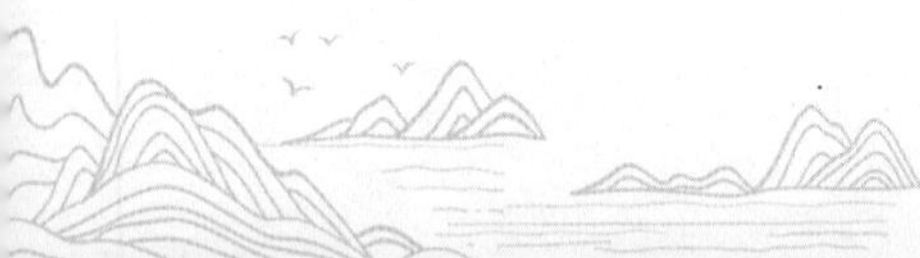

下后不可更行桂枝汤，若汗出而喘，无大热者，可与麻黄杏子甘草石膏汤。(162)

麻黄杏子甘草石膏汤方

麻黄四两，杏仁五十个(去皮尖)，甘草二两(炙)，石膏半斤(碎，绵裹)。

上四味，以水七升，先煮麻黄，减二升，去白沫，内诸药，煮取三升，去滓，温服一升。本云黄耳杯。

用下法之后，津液丢失，表邪内陷，所以不可用桂枝汤。

汗出而喘，是因为内热炽盛，病人为了加速释放热量，呼吸功能亢奋而出现喘息。无大热，可以理解为体表无大热，用麻黄杏仁甘草石膏汤治疗。

麻黄向上向外；石膏向下清热；杏仁可宣发肃降肺气，可上可下，用来调和上下，是化学反应的催化剂；炙甘草调和中焦与阴阳。石膏用量偏大，以除肺热。

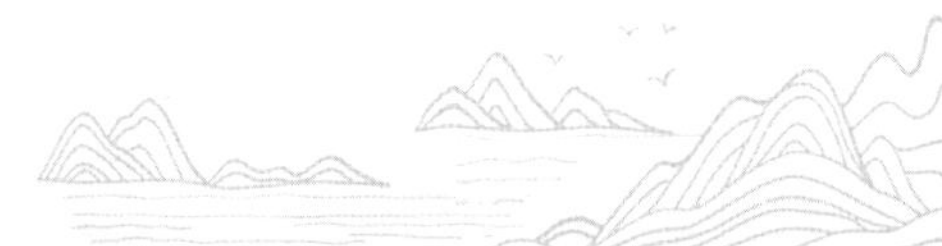

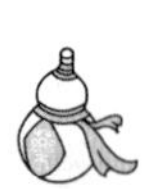

太阳病，外证未除，而数下之，遂协热而利，利下不止，心下痞鞕，表里不解者，桂枝人参汤主之。（163）

桂枝人参汤方

桂枝四两（别切），甘草四两（炙），白术三两，人参三两，干姜三两。

上五味，以水九升，先煮四味，取五升，内桂，更煮取三升，去滓，温服一升，日再夜一服。

太阳病，表证未除，却屡次攻下，反复丢失津液，也使脾阳虚亡。遂协热利，表热未除，加上脾寒下利，脾寒加太阳表寒，导致利下不止。脾虚腹满，脾寒心下痞硬，是人体对脾寒产生了防御反射反应，聚集了很多物质前来补虚，导致腹满和心下痞硬。仲景说，此病属表里不解，用桂枝人参汤治疗。

桂枝人参汤的组方是理中丸方加桂枝。桂枝可解表，理中丸可治疗脾寒里虚。实际上，桂枝、炙甘草和干姜、炙甘草，这两对药在《伤寒论》里都出现过，分别叫作桂枝甘草汤和

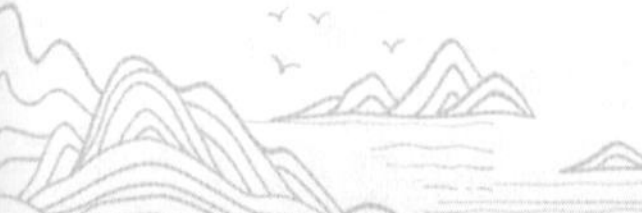

甘草干姜汤，加人参、白术有利于理中焦。上述诸药对可治表里皆病。在《伤寒论》里，可见到用大剂量的炙甘草、附子、桂枝等常见草药的方剂，但却没有出现用大剂量人参的方子，这与后世人们喜欢用大剂量人参进行补益迥然不同。

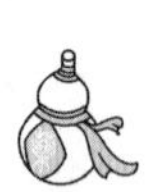

伤寒大下后，复发汗，心下痞，恶寒者，表未解也。不可攻痞，当先解表，表解乃可攻痞。解表宜桂枝汤，攻痞宜大黄黄连泻心汤。（164）

伤寒表证，本应该用汗法，反而先用了下法后用汗法，汗下失序，造成里虚、表邪内陷，结聚在心下，成心下痞。如果伴有恶寒，则是表仍未解。有表证不能先用攻下法，应该先解表，因为已对病人用过汗法，病人皮肤毛孔已经张开，所以再次用汗法时，不能用麻黄汤，需要用桂枝汤。

攻痞，用大黄黄连泻心汤。从方药组成看，本条文的心下痞属热邪结聚心下。

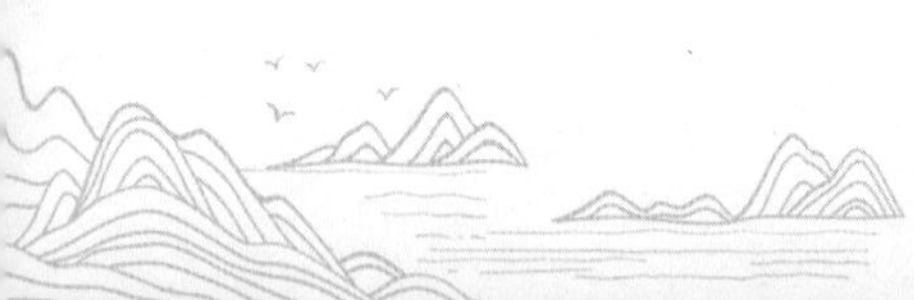

伤寒发热，汗出不解，心中痞鞕，呕吐而下利者，大柴胡汤主之。(165)

本条第一句提伤寒，表明是太阳表证。汗出不解，应是发汗不当，导致出现心中痞硬，呕吐而下利的症状。表邪内陷少阳，故呕，非胁下满痛，而是心中痞硬，加上下利，可以辨为阳明内实。所以屎气攻心，造成心中痞硬。下利不是真的腹泻，不然不能用大柴胡汤继续攻下，此时下利应该是热结旁流，肠道内粪块黏附较紧，所以只有粪水流出。用大柴胡汤可解少阳阳明之证。

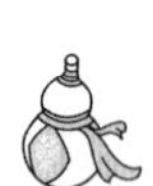

病如桂枝证，头不痛，项不强，寸脉微浮，胸中痞鞕，气上冲喉咽，不得息者，此为胸有寒也。当吐之，宜瓜蒂散。(166)

瓜蒂散方

瓜蒂一分(熬黄)，赤小豆一分。

上二味，各别捣筛，为散已合治之，取一钱匕，以香豉一合，用热汤七合，煮作稀糜，去滓，取汁和散，温顿服之。不吐者，少少加，得快吐乃止，诸亡血虚家，不可与瓜蒂散。

病如桂枝证，意思是瓜蒂散证病位靠上，所以会有与桂枝证类似的症状。但其实是实邪结聚于上，所以虽然症状类似桂枝证，但是病人头不痛，项不强，脉象也仅仅是寸脉微浮。胸中痞硬，表痰水实邪结聚。气上冲咽喉不得息，属于痰水实邪结聚于胸中，人体防御反射机制想顺势向上排出邪气，所以自觉有气上冲咽喉之症。因为是有形实邪结聚，所以气冲咽喉不得息，与奔豚气的气上冲时发时止不同。

仲景说，此为胸有寒。寒代表了痰水实邪。瓜蒂散的方药组成，与白散方思路类似。瓜蒂极苦，可以引起呕吐，配合淡豆豉和赤小豆，淡豆豉向上发散，赤小豆向下利尿。一上一下相配伍是《伤寒论》组方特点，恰如机器运转，上下同时发力做功，人体代谢随即运转起来。瓜蒂进入人体后，可以增强正作用，减少副作用。因为本方可伤胃中津液，所以对于使用量需要慎重，少少加，得吐乃止。虚人不可用此方。

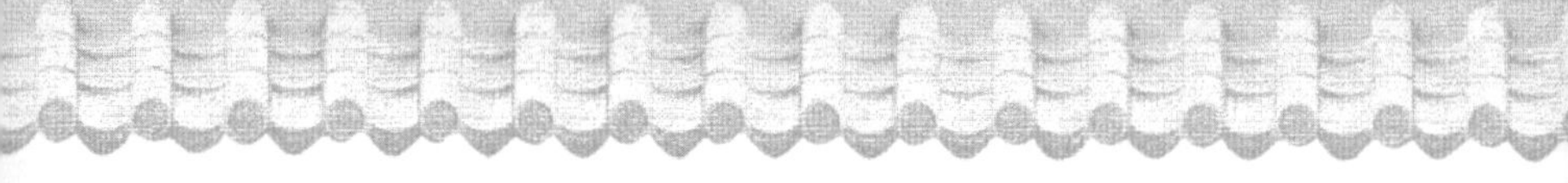

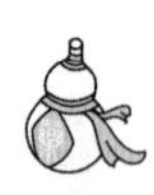

病胁下素有痞，连在脐傍，痛引少腹，入阴筋者，此名脏结，死。（167）

病胁下素有痞，意思是少阳胁下素有邪气聚集。连在脐旁，说明这个痞不仅仅是气痞，还伴有有形实邪，所以才会连在脐旁，痛引少腹。如果入到阴筋，也就是前阴宗筋处，邪气入督脉，为脏结，比较难治。

伤寒若吐若下后，七八日不解，热结在里，表里俱热，时时恶风，大渴，舌上干燥而烦，欲饮水数升者，白虎加人参汤主之。(168)

白虎加人参汤方

知母六两，石膏一斤（碎），甘草二两（炙），人参二两，粳米六合。

上五味，以水一斗，煮米熟汤成，去滓，温服一升，日三服。此方立夏后，立秋前乃可服，立秋后不可服。正月二月三月尚凛冷，亦不可与服之，与之则呕利而腹痛。诸亡血虚家亦不可与，得之则腹痛利者，但可温之，当愈。

伤寒，表太阳表证。若吐若下，就是治疗不当的意思。七八日不解，说明疾病加重了。

白虎汤证是内热，所以可用于大热大渴欲饮水数升、大烦躁者。时时恶风，是因为体温高，所以出现恶风。

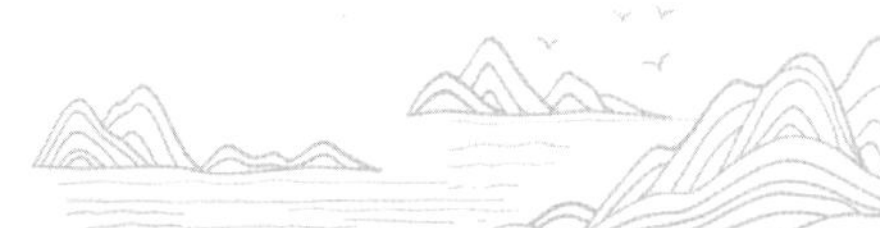

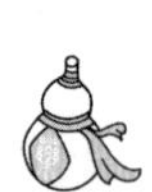

白虎加人参汤。人参、粳米可滋养阴液，滋阴降火，针对治疗大渴欲饮水数升的症状。炙甘草调和阴阳。石膏、知母相配可清热。可知，白虎汤是清热剂，药性比较纯粹，故而要注意其副作用，因而方后注说有的人得之腹痛利。方后注还提出温之当愈的治疗方法，临床中切实可行。我在临床中经常碰到腹痛患儿，腹部B超显示有肠系膜淋巴结肿大，大约1cm，大小不等，最严重的患儿B超提示肠道拐弯转折处有积液。我都会直接问家长，孩子以前是不是经常感冒发热，每次都用抗生素治疗。多数都被我猜对了。按照方后注温之则愈的办法进行治疗，均有确切疗效。

实际上胃肠道副反应就是脾寒，也就是肠寒。我们说脾寒肠寒，大多数情况下，不是家长想象的腹部受凉，而是因为饮食过量，特别是肉类摄入过多。过食肥甘厚腻，会导致胃热。所谓胃热，也就是阳浮而阴弱中的阳浮。其实质，是胃中过多结聚热量，并将下部小肠的热量夺走，所以造成脾寒肠寒。饮食过多，胃部血管必定扩张，会容纳更多血液，以致小肠缺血发凉。所以，胃热脾寒，阳浮而阴弱就发生了。

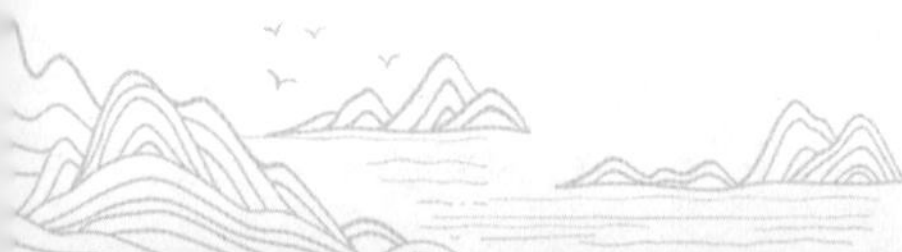

伤寒无大热，口燥渴，心烦，背微恶寒者，白虎加人参汤主之。（169）

本条文中的无大热，应该理解为里有大热，或者表无大热。伴有烦渴，是白虎加人参汤证。其中背微恶寒，是因为人体体温高，高于周围环境，所以恶寒。那么为什么是背恶寒，因为背部有心脏的投影区，而心脏的温度是最高的，白虎汤证的根源就是内热严重，所以心脏鼓动有力，背部体温高，因而感觉到背微恶寒。

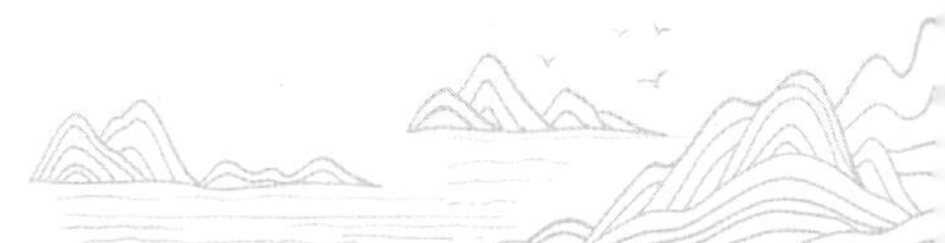

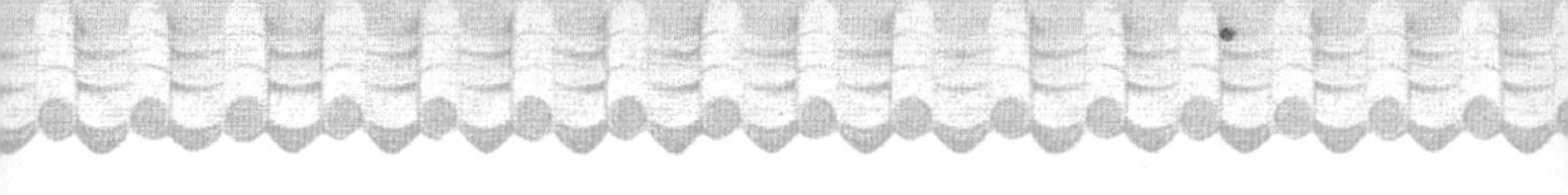

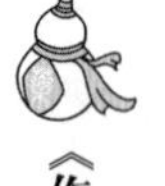

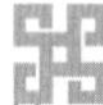

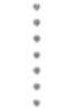

伤寒脉浮，发热无汗，其表不解，不可与白虎汤。渴欲饮水，无表证者，白虎加人参汤主之。（170）

伤寒脉浮为表证，不可以用白虎汤清里热，药物作用部位不对。发热无汗，说明毛孔闭塞，没有丧失水分，与白虎汤证的烦渴大汗相反。只有当表证解除，有烦渴症状，才可以用白虎加人参汤清热滋阴。其中渴欲饮水的欲字，是辨别真假的关键，此时欲饮水，并有口渴，证明体内因热缺水，故而用白虎加人参汤清热滋阴。

太阳少阳并病，心下鞕，颈项强而眩者，当刺大椎、肺俞、肝俞，慎勿下之。（171）

太阳少阳并病，颈项强为太阳病症状，眩晕心下硬，为少阳病症状。心下硬可以理解为不典型的胁下痛。少阳病有里虚的一面，不能用下法，以防表邪因进一步里虚而内陷，所以叫慎勿下之。

针刺大椎、肺俞，可以发表，治疗太阳表证，针刺肝俞可以和解少阳。为什么针刺肝俞可以用于治疗太阳少阳并病？肝俞的位置，在第9胸椎棘突下，后正中线旁开1.5寸。横膈的上方就是肺底。针刺肝俞也可刺激肺底附近，增强肺脏功能，可将长期沉积在肺底的病理物质排出，当然也有治疗表证的功效。同时，横膈的下方紧挨肝脏、脾脏和胰腺。胰腺分泌的胰岛素是一种作用强大的物质。肝脏内有酶原蛋白，往往与胰岛素结合才能发挥生理作用。可见，针刺肝俞附近可以产生强大的治疗作用，绝不仅仅是疏通肝胆经脉那么简单。

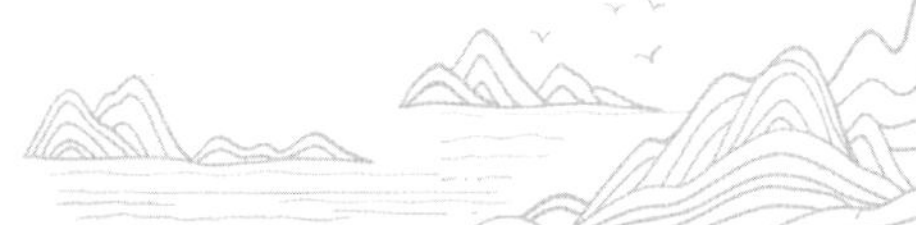

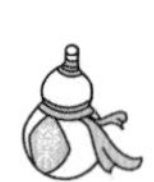

太阳与少阳合病，自下利者，与黄芩汤；若呕者，黄芩加半夏生姜汤主之。（172）

黄芩汤方

黄芩三两，芍药二两，甘草二两（炙），大枣十二枚（擘）。

上四味，以水一斗，煮取三升，去滓，温服一升，日再夜一服。

黄芩加半夏生姜汤方

黄芩三两，芍药二两，甘草二两（炙），大枣十二枚（擘），半夏半升（洗），生姜一两半（一方三两，切）。

上六味，以水一斗，煮取三升，去滓，温服一升，日再夜一服。

太阳少阳合病，自行下利的，是因为少阳病有里虚的一面，同时，手太阳小肠经有病，人体欲排邪气于体外，因而用防御反射中的排泄机制来进行驱邪。人体肠道内菌群分布是越

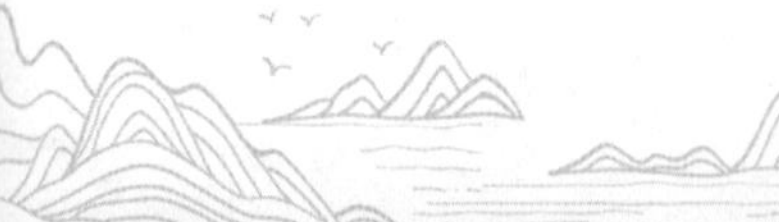

靠近肠道下段菌群越丰富。所以，排泄出稀便后，能够使肠道内菌群重新分布，给了机体一个平衡修复的机会，这就是防御反射的意义。黄芩汤中，芍药、甘草、大枣主要用于补益脾胃，再用黄芩治疗上焦表证。可以看出，用芍药、甘草、大枣主要目的就是加强营养以便肠道内滋生新菌群，则下利可愈。

如果伴有呕吐，那么是启动了防御反射反转机制。因太阳少阳病邪阻隔，胃肠道下行受阻，运行机制反转向上，欲排除邪气，故呕。此时加半夏和生姜，生姜温暖脾胃，可给肠道菌群增加温度，使肠道更适合于菌群滋生，半夏可调和黄芩和生姜寒热之性。

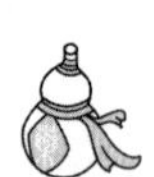

伤寒胸中有热，胃中有邪气，腹中痛，欲呕吐者，黄连汤主之。(173)

黄连汤方

黄连三两，甘草三两(炙)，干姜三两，桂枝三两(去皮)，人参二两，半夏半升(洗)，大枣十二枚(擘)。

上七味，以水一斗，煮取六升，去滓，温服，昼三夜二。疑非仲景方。

胸中有热，是上热，为阳浮。胃中有邪气，腹中痛，欲呕吐，是胃中有寒，为阴弱。所以腹痛恶心，方用黄连汤。方中，黄连清上热；干姜、桂枝温下寒，对治腹痛恶心；半夏再次出现，充当催化剂，调和阴阳。人参、大枣、炙甘草可加热炼丹炉。

方后注说疑非仲景方，但本方已具备仲景的组方原则，值得学习。

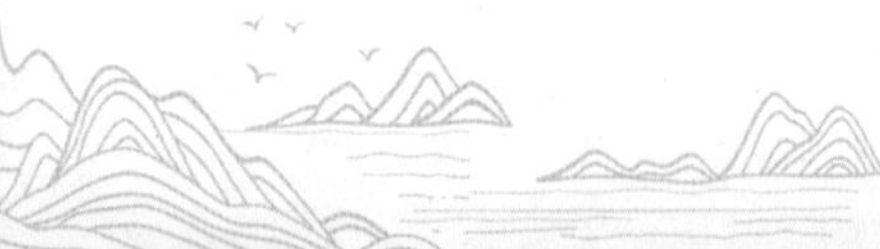

伤寒八九日，风湿相抟，身体疼烦，不能自转侧，不呕，不渴，脉浮虚而濇（同“涩”）者，桂枝附子汤主之。若其人大便鞕，小便自利者，去桂加白术汤主之。(174)

桂枝附子汤方

桂枝四两（去皮），附子三枚（炮，去皮，破），生姜三两（切），大枣十二枚（擘），甘草二两（炙）。

上五味，以水六升，煮取二升，去滓，分温三服。

去桂加白术汤方

附子三枚（炮，去皮，破），白术四两，生姜三两（切），甘草二两（炙），大枣十二枚（擘）。

上五味，以水六升，煮取二升，去滓，分温三服。初一服，其人身如痹，半日许复服之，三服都尽，其人如冒状，勿怪，此以附子术，并走皮内，逐水气未得除，故使之耳，法当加桂四两，此本一方

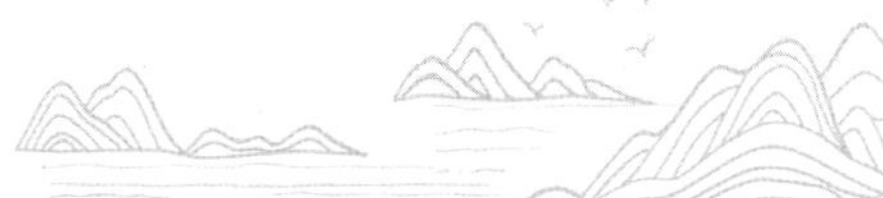

二法，以大便鞭，小便自利，去桂也；以大便不鞭，小便不利，当加桂，附子三枚恐多也，虚弱家及产妇，宜减服之。

伤寒八九日，可见已经过了七天病还没有好，说明病情有变化。风湿相抟，点明病机。身体疼烦，不能自转侧，说明湿气比较严重，机体加强心脏鼓动，想要排除风湿，所以出现了烦。不呕不渴，说明没有少阳和阳明症状。脉浮，是风在表，脉虚说明重按无力，脉涩说明湿气重裹，脉行不流利，当然身体转侧不利。

用桂枝附子汤。桂枝、芍药，是上焦阴药、阳药相配，生姜、大枣是中焦阴药、阳药相配，附子、炙甘草是下焦阴药、阳药相配。从桂枝附子汤中看，这三对药少了芍药，因为芍药酸甘化阴，不利于湿气排出。生姜、桂枝、附子通三焦阳气，剩下大枣、炙甘草可加热炼丹炉。因半夏反乌头，故不用半夏做催化剂。

其人大便硬，小便自利，说明兼夹胃热，所以去桂枝，加白术。白术健脾化湿，使胃肠动力增强，一般白术用到90克煎汤顿服，可见排气频繁，所以适用于腹部手术后不排气的病人。去桂加白术汤中，生姜、白术、大枣为中焦阴药、阳药相配，附子、炙甘草为下焦阴药、阳药相配，相当于去掉了桂枝、芍药上焦一对药，可充实脾肾，则湿气去，大便通。

方后注中说，初服身如痹。麻痹、窒息、组织损伤等是人体防御反射表现，用过药以后，出现防御反射，原因为引发了机体的调节反应，是为了祛病邪。半日三服尽，出现头目眩冒，也是防御反射反应。大便不硬小便不利，则可以加桂枝。附子三枚，引发的防御反射反应会比较剧烈，虚弱之人要减量服用。

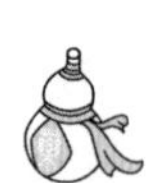

风湿相抟，骨节疼烦，掣痛不得屈伸，近之则痛剧，汗出短气，小便不利，恶风不欲去衣，或身微肿者，甘草附子汤主之。(175)

甘草附子汤方

甘草二两(炙)，附子二枚(炮，去皮，破)，白术二两，桂枝四两(去皮)。

上四味，以水六升，煮取三升，去滓，温服一升，日三服。初服得微汗则解，能食，汗止复烦者，将服五合，恐一升多者，宜服六七合为始。

风湿相抟几个字点明了病机。骨节疼烦，是因体表湿气聚集，心脏鼓动加强欲排邪气于外，所以疼且烦。掣痛不得屈伸，近之则痛剧，提示风湿搏结，经脉阻塞运行不利，致使疼痛较剧。疼痛也属于防御反射表现，疼痛还可引发窒息，导致心脏鼓动加强，所以也有排除邪气的作用。汗出短气，汗出是因心脏鼓动加强，血脉偾张，故体表作汗，短气为经脉不通利，心脏鼓动的力量被风湿搏结堵塞，所以虽鼓动有力，却没有多少实际效果，故而气衰。同时湿为阴邪，也伤阳气，小便不利是肯定的，如果有汗，小便通利，那么湿气就会被化解。恶风不欲去衣，恶风是全身症状，麻木、窒息、组织损伤、全身症状都是防御反射反应。风湿搏结，卫气护卫体表功能下降，故恶风。不欲去衣是因体内阳气虚弱，欲覆衣被自救。或身微肿，风湿搏结于体表，人体血脉也聚集于体表以抗邪，物质增多，加之小便不利导致水湿不能排出而壅塞，自然身微肿。

甘草附子汤，附子温下，桂枝温上，中焦用白术及炙甘草，正符合八卦离中虚的要义，离卦代表火，火盛则湿去。从药性上来说，桂枝、炙甘草和附子、炙甘草都可以相配成方。桂枝、白术，乃苓桂术甘汤方的一半，附子、白术也是经典配伍。这首方剂治疗身体掣痛不可屈伸最为有效。

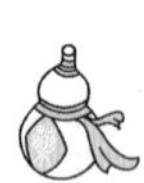

伤寒脉浮滑，此以表有热，里有寒，白虎汤主之。(176)

白虎汤方

知母六两，石膏一斤(碎)，甘草二两(炙)，粳米六合。

上四味，以水一斗，煮米熟汤成，去滓，温服一升，日三服。

臣亿等谨按前篇云，热结在里，表里俱热者，白虎汤主之。又云其表不解，不可与白虎汤，此云脉浮滑，表有热，里有寒者，必表里字差矣。又阳明一证云，脉浮迟，表热里寒，四逆汤主之。又少阴一证云，里寒外热，通脉四逆汤主之。以此表里自差，明矣，《千金翼》云，白通汤非也。

伤寒脉浮滑，显示表里俱热。里有寒，代表有邪气。用白虎汤清里热。如果按照白通汤解释，白通汤治疗虚寒证，与滑脉主痰热证不相符合。

伤寒脉结代，心动悸，炙甘草汤主之。（177）

炙甘草汤方

甘草四两（炙），生姜三两（切），人参二两，生地黄一斤，桂枝三两（去皮），阿胶二两，麦门冬半升（去心），麻仁半升，大枣三十枚（擘）。

上九味，以清酒七升，水八升，先煮八味，取三升，去滓，内胶烊消尽，温服一升，日三服。一名复脉汤。

脉结代，指脉搏跳动显得缓慢，有时候脉搏跳动会停止一下，仲景叫作时一止。结脉，指脉搏本已停止跳动，但实际上停止后还紧跟着快速跳动了一下，使总的脉搏跳动次数未减少。而代脉，指有时候脉搏跳动脱落一次，但是不再紧接着跳动一次补上，总的脉搏跳动次数减少。可见，代脉提示的是心气更加虚弱。人体的心脏运动，就好像是拉风箱，血液射出就像是鼓风吹出。要想使鼓动的血液射出量最大，必须是中等速

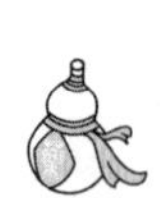

度拉风箱。如果拉风箱的速度过快，反而不能射出血液。就像是室颤，心脏高速乱跳，血液来不及充盈心室，所以射不出血液。《道德经》说："多言数穷，不如守中。"意思是多说话反而不能很快解决问题，不如取中庸。所以心脏跳动也有自己的速度。类推可知，代脉，等于拉风箱速度过慢，当然射血量就少了，属于心功能差。前文在论述脉浮的时候说过，心为五脏六腑之大主，五脏六腑任何一脏一腑有了病变，都会在心脏射血能力上表现出来。所以出现代脉可以说是不仅阳气大虚，而且阴血也不足。

还有一个症状是心动悸，就是心中不安，心跳不能自主，也提示心气虚损，心血不足。我们举个例子，成年雄性老虎的前爪拍击力量在1吨以上，所以很多动物在老虎面前都会被瞬间击杀。西医将肌肉收缩产生压力从而帮助血液回流至心脏的机制叫作肌肉泵，意思是四肢肌肉收缩，才能使血液抗重力流回心脏。老虎的四肢肌肉力量很强，说明老虎的回心血量很多。由此可以推知，心功能差的人，四肢肌肉一定无力。

从炙甘草汤的组方看，麻仁、阿胶、生地黄、麦门冬、人参、大枣、炙甘草都是滋阴血的阴药，桂枝、生姜、清酒是温阳通行血脉的阳药，用大量的阴药补足血液，需要少量的通行血脉的阳药配合。

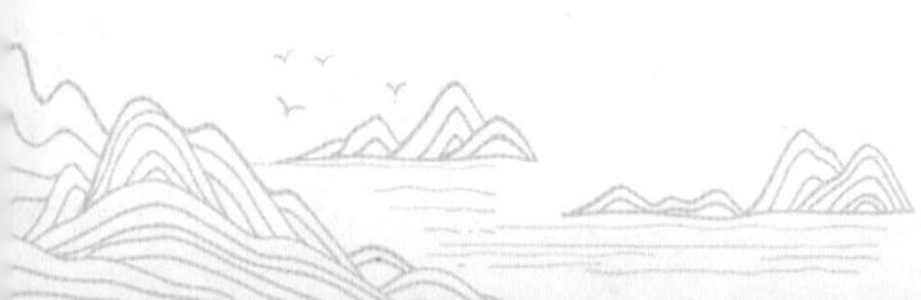

脉按之来缓，时一止复来者，名曰结。又脉来动而中止，更来小数，中有还者反动，名曰结，阴也。脉来动而中止，不能自还，因而复动者，名曰代，阴也。得此脉者必难治。（178）

脉按之来缓，时一止复来，指脉搏跳动时有间歇而又再来，叫作结脉。又脉来动而中止，就是脉在搏动中出现歇止。更来小数，就是止歇后会紧跟着一次快速补上的脉动，这就叫中有还者。因脉搏有时脱落，说明心脏不仅鼓动无力，而且心血也不足，导致心血有时接续不上。属于大虚，凶多吉少，属阴也。

代脉脉搏跳动有时会脱落一次，但没有结脉脉搏脱落后补跳一次的现象，说明代脉代表的体虚甚于结脉，所以也是凶多吉少，也属阴。

得此脉者，物质基础大虚，必难治。

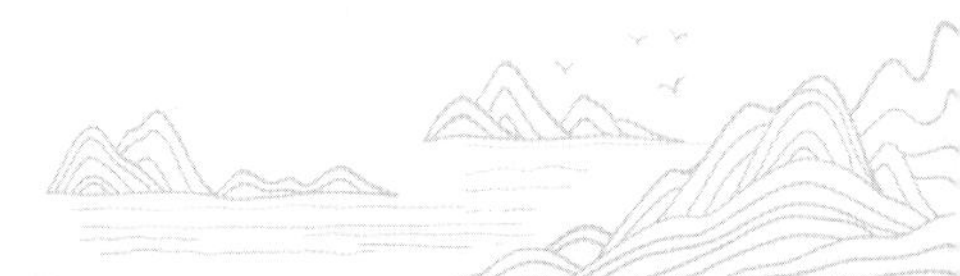